PARIS — IMPRIMERIE DE J. CLAYE

RUE SAINT-BENOIT, 7

RECHERCHES

SUR LES

PHÉNOMÈNES SEXUELS

DES INFUSOIRES

PAR LE DOCTEUR

G. BALBIANI

Membre de la Société de Biologie

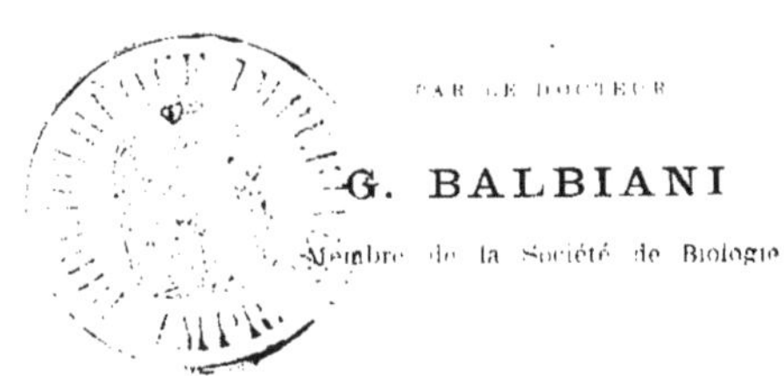

Et nunc historia est quod ratio ante fuit.

OVIDE.

EXTRAIT

DE

JOURNAL DE LA PHYSIOLOGIE DE L'HOMME ET DES ANIMAUX

(Nos de Janvier à Octobre 1861)

PARIS

VICTOR MASSON ET FILS

Place de l'École-de-Médecine

LEIPZIG, MÊME MAISON, POST-STRASSE, N° 15

1861

RECHERCHES

SUR LES

PHÉNOMÈNES SEXUELS

DES INFUSOIRES

Je me propose, dans ce Mémoire, de faire l'exposé sommaire de plusieurs années de recherches sur un sujet sur lequel se sont exercés la plupart des naturalistes, depuis les premiers temps de la micrographie jusqu'à nos jours. Pendant toute cette longue période, la question de la formation des Infusoires a constamment suivi deux voies de plus en plus divergentes : par l'une, elle s'est indissolublement liée à l'histoire des générations spontanées et est allée se perdre avec elle dans le vague et l'obscurité des hypothèses; par l'autre, elle est entrée de plus en plus dans le domaine des faits et de l'expérimentation. Entre ces deux lignes différentes notre choix ne pouvait être douteux, assuré que nous étions d'avance de ne point nous égarer à la suite de précurseurs tels que les Réaumur, les Trembley, les de Saussure, les Spallanzani, les O.-F. Müller, les Ehrenberg, les Dujardin, etc. Si ces grands observateurs n'ont pas toujours su se mettre à l'abri des interprétations erronées que l'on remarque dans les écrits de la plupart d'entre eux, ils n'en ont pas moins le mérite d'avoir constamment cherché à ramener la question de la génération des Infusoires sur le seul terrain où elle pût espérer de recevoir un jour sa solution définitive, et d'avoir préparé par leurs travaux les découvertes que devaient y accomplir leurs successeurs.

Je n'ai négligé de faire entrer dans le cercle de mes obser-

vations aucun des groupes secondaires ou tribus principales
dont se compose la nombreuse classe des Infusoires, c'est-à-
dire que mes recherches ont porté indistinctement sur les
espèces ciliées et les Infusoires suceurs et flagellifères. Mais je
me hâte de dire que les premières seules m'ont présenté jusqu'ici des phénomènes que l'on puisse avec certitude rap-
porter à une génération sexuelle. Aussi ne sera-t-il exclusivement question que de ces espèces dans le cours de notre
Mémoire.

C'est avec confiance que je soumets ce travail à l'appréciation et au jugement des naturalistes qui se sont voués comme
nous à l'étude des fonctions de reproduction de ces animaux,
car je ne crains pas de dire qu'il n'est pas un seul des faits
qui y sont exposés qui n'ait été recherché et vérifié un grand
nombre de fois. Déjà j'ai eu la satisfaction de voir mes observations sur les phénomènes de fissiparité des Infusoires confirmées par plusieurs naturalistes distingués, au nombre desquels
je me plais surtout à nommer M. Lachmann (1). Puisse-t-il en
être de même des recherches présentes!

INTRODUCTION HISTORIQUE.

De tous les phénomènes des êtres vivants, il n'en est point
qui se présentent avec des caractères plus uniformes dans
toute l'étendue de l'échelle animale et végétale, et qui, par
conséquent, établissent des rapports plus frappants et plus généraux entre les corps organisés des deux règnes, que ceux
qui sont relatifs à leur propagation. Signalés depuis longtemps
quant à celui de leurs différents modes de reproduction qui
constitue leur moyen de multiplication le plus répandu, à
savoir l'oviparité, ces rapports se sont encore étendus et géné-
ralisés lorsqu'on eut saisi l'identité des phénomènes qui, dans
l'un et l'autre règne, caractérisent les divers procédés de la
génération agame. En se montrant comme l'apanage exclusif des
groupes inférieurs de l'animalité, ces phénomènes ont contribué
à faire ressortir encore davantage les relations déjà si étroites

---

(1) *Verhandl. des naturhistor. Vereines der Preuss. Rheinlande und Westpha-
lens.* N. F. 7. Jahrg. 1860, p. 44.

qui existent entre ceux-ci et les végétaux. Ils ont même paru s'exercer avec une puissance d'autant plus grande que l'on descend davantage dans la série des types et des classes. C'est, ainsi qu'on le sait, chez les Infusoires surtout qu'ils atteignent leur plus haut degré de développement, à ce point que, aux yeux de beaucoup de naturalistes, ils semblent exclure chez ces animaux tout autre mode de reproduction. Depuis longtemps, en effet, nous savons qu'ils se multiplient par division spontanée et par la production de bourgeons qui se détachent du corps de certaines espèces. On s'est même assuré récemment que d'autres formaient dans leur intérieur des petits vivants que l'on s'est hâté d'appeler des embryons. Mais quant au mode le plus important auquel les Infusoires, comme tous les autres animaux, doivent leur origine, c'est-à-dire à leur génération par des germes fécondés ou œufs proprement dits, il n'y a guère plus de deux ans que les conjectures auxquelles on était réduit à cet égard ont fait place à des notions plus positives. Certes, ce n'est ni le talent ni la persévérance qui ont manqué aux naturalistes qui se sont livrés à ces études, et si leurs efforts n'ont pas eu un meilleur résultat, il faut avant tout en accuser la difficulté même du sujet et l'insuffisance de leurs moyens d'investigation. Mais à ces deux causes principales et très-légitimes d'insuccès, il faut joindre une troisième, qui a certainement aussi grandement contribué à rendre leurs efforts stériles. Je veux parler d'une foule d'idées erronées et d'opinions préconçues, trop généralement acceptées encore aujourd'hui comme des vérités bien établies, et qui sont demeurées dans la science comme les derniers vestiges des divers systèmes qui se sont successivement élevés et écroulés dans cette partie du domaine zoologique. C'est ainsi, par exemple, que l'habitude, devenue classique, de considérer comme une division longitudinale ce qui en réalité n'est que l'état d'accouplement des Infusoires (1), a principalement contribué à jeter tous les observateurs dans une voie fausse, où ils furent encore maintenus par cette assertion, restée incontestée, de M. Ehrenberg, que ces animaux sont des hermaphrodites complets, c'est-à-dire que chaque individu peut se suffire à lui-même pour la fécondation. Comment en

(1) En exceptant, bien entendu, certaines espèces qui, telles que les Vorticelles, ne se divisent jamais que longitudinalement.

pouvait-on venir dès lors à la pensée d'examiner, au point de vue de leurs éléments sexuels, des êtres que l'on croyait unanimement occupés à se partager?

Avant que cette notion erronée se fût introduite dans la science, les anciens observateurs, se fondant peut-être plutôt sur les lois analogiques que sur quelques faits qu'ils avaient eu l'occasion d'observer, avaient admis la sexualité des Infusoires, et reconnu chez eux l'existence d'un accouplement. Mais là se bornait à peu près tout ce qu'ils savaient de leurs phénomènes de reproduction. Leurs instruments imparfaits ne leur permettaient pas d'aller au delà. Leeuwenhoek (1), Baker (2), Joblot (3), et surtout O.-F. Müller (4), ont incontestablement vu et représenté des Infusoires accouplés. Mais toutes leurs tentatives pour scruter l'organisation intérieure de ces animaux et saisir les phénomènes qui se passent dans l'intimité de leurs organes demeurèrent infructueuses. Et il n'en pouvait guère être autrement, si l'on réfléchit qu'il ne fallait pas moins que toutes les ressources dont dispose la science micrographique moderne et les secours qu'elle emprunte à l'emploi des agents chimiques pour obtenir des résultats satisfaisants dans cette voie de recherches. Nous verrons, en effet, dans la suite de ce travail, que les divers réactifs sont d'une nécessité absolue, non-seulement pour déterminer la nature de certaines parties, mais aussi pour faire apparaître celles que leur trop grande transparence dérobe complétement à notre vue.

Nous ne nous arrêterons donc pas plus longtemps sur ces tentatives des anciens micrographes, et nous allons passer immédiatement aux travaux des naturalistes de notre époque qui, mieux douée sous le rapport des instruments d'observation, a vu aussi se réaliser des progrès plus marqués dans nos connaissances relatives à la structure et aux fonctions des Infusoires.

Les travaux véritablement gigantesques de M. Ehrenberg, qui

---

(1) *Opera omnia.* T. II. Exper. et contemplat. (1680), p. 22. *Ibid.*, p. 255 (1692). T. III. Cont. arc. nat. det. (1695), p. 21 et 36.

(2) *The Microscope Made Easy.* London, 1743. — *Employment for the Microsc.*, 1752.

(3) *Observat. d'hist. nat. faites avec le microscope.* Paris, 1754-1755.

(4) Voyez notamment l'article relatif au *Paramecium aurelia*, dans l'ouvrage posthume de Müller intitulé: *Animalcula infusoria fluviatilia et marina.* Havniæ, 1786.

inaugurent cette nouvelle période, se présentent tout d'abord à notre examen. Nous n'aurons néanmoins pas à nous y arrêter longuement ici ; car les vues développées par le célèbre micrographe sur le système génital et les fonctions de reproduction des Infusoires sont trop connues, et leur analyse critique a trop fréquemment été faite pour que nous ayons besoin de les exposer et de les discuter ici de nouveau. On sait comment, en se fondant sur la prétendue analogie qu'il supposait *à priori* devoir exister entre les Rotateurs, d'une part, et les Infusoires auxquels il a donné le nom de *polygastriques*, d'autre part, M. Ehrenberg s'est imposé la tâche difficile de démontrer chez ces derniers la même complication organique qu'il avait observée chez ceux-là. Considérant, comme nous l'avons dit plus haut, tous les Infusoires comme des hermaphrodites parfaits, il refusa de reconnaître chez eux un accouplement, et attribua à la reproduction par scission tout ce que les anciens auteurs ont dit à ce sujet. Après avoir reconnu avec raison la présence, à peu constante chez tous les animaux de cette classe, du corps glandulaire que plusieurs anciens micrographes avaient déjà plus ou moins nettement aperçu dans quelques espèces, mais sans en connaître la signification (1), M. Ehrenberg lui assigna les fonctions d'une glande génitale mâle, et compléta son hypothèse en supposant l'existence de canaux mettant directement cette glande en communication avec les organes contractiles, dont il faisait ainsi de véritables vésicules spermatiques, sans cesse occupées, par leurs contractions répétées, à verser le sperme sur les œufs contenus dans le corps. Relativement aux organes reproducteurs femelles des Infusoires, M. Ehrenberg n'ajouta presque rien aux idées anciennement émises par Müller, Gleichen et autres naturalistes. A leur exemple, il considérait comme des œufs les grains de chlorophylle ou autres globules colorés du corps de ces animalcules, et supposait ces œufs renfermés dans un système de canaux en réseau qu'il regardait comme un ovaire. L'émission de ces germes se faisait tantôt par une ponte périodique, tantôt par la diffluence totale du corps de l'animal.

(1) Par exemple : Joblot, chez le *Spirostomum ambiguum*, Ehr. (*Obs. d'hist. nat. faites avec le microsc.* 1754-1755, p. 83, pl. 12.) — Rœsel, chez l'*Epistylis flavicans*, Ehr. (*Insectenbelustig.* 1746-1761, B. iii, p. 615, pl. C, fig. 5 et 6.) — Müller, chez l'*Amphileptus meleagris*, Ehr., le *Stentor polymorphus*, Ehr., l'*Euplotes patella*, Ehr., etc. (*Anim. infusor.* 1786.)

Tout cet échafaudage d'hypothèses et d'affirmations sans preuves ne devait pas subsister longtemps sans provoquer les plus vives critiques. Il n'a pas tardé à s'écrouler, comme du reste tout ce qui, dans les travaux de M. Ehrenberg, ne s'appuyait pas sur l'observation directe des faits; et nous doutons qu'il y ait aujourd'hui un seul naturaliste qui voulût entreprendre la défense des idées que le célèbre professeur de Berlin s'était formées sur le système sexuel et les fonctions de reproduction des Infusoires.

Parmi les adversaires les plus décidés des théories ehrenbergiennes, nous trouvons MM. Dujardin, en France, Meyen, Focke et Burmeister, en Allemagne, Rymer Jones et Forbes, en Angleterre (1). Mais ces auteurs se sont presque tous contentés de nier les assertions du micrographe allemand, sans ouvrir aucune vue nouvelle sur le même sujet. Les organes rattachés par ce dernier aux fonctions de reproduction furent attribués à d'autres systèmes, et Focke démontra, par la rotation des granules colorés du *Paramecium bursaria* (*Lo.rodes bursaria*, Ehrenb.), que ces corps n'étaient pas des œufs, comme le voulait M. Ehrenberg. Mais, comme cela a presque toujours lieu en pareil cas, les vives attaques dirigées contre les hypothèses de cet auteur entraînèrent les naturalistes dans une voie complétement opposée; à une exagération de complication organique succéda une exagération non moins grande de simplicité de structure, en sorte que beaucoup de zoologistes en revinrent presque complétement aux idées de Müller, pour lequel les Infusoires n'étaient qu'une sorte de gelée homogène vivante. Cette réaction eut pour résultat final de donner une formule à ces idées nouvelles, ou plutôt renouvelées des prédécesseurs de M. Ehrenberg, en faisant naître une théorie qui en fut, pour ainsi dire, la dernière et plus parfaite expression. En assimilant en effet les Infusoires aux éléments organiques les plus simples, c'est-à-dire à des cellules, cette doctrine s'élève encore aujourd'hui dans la science comme la contre-partie exacte de celle de M. Ehrenberg sur la complexité des mêmes êtres.

(1) Dujardin, *Hist. nat. des Infus.* Paris, 1841. —Meyen. *Müller's Archiv.* 1839, p. 74. — Focke, *Isis.* 1836, p. 785-787, et *Amtl. Bericht u. d. 20 Versamml. deutsch. Naturf. in Mainz.* 1842, p. 227. — Burmeister, art. Ixrtsonia in *Ersch. u. Gruber's allg. Encycl.* 2 S., B. xviii (1841), p. 196 et suiv. — Rymer Jones, *Athenæum.* 1839, p. 567 et 635.—Forbes, *Annals of Nat. Hist.* 1840, V. 5, p. 364.

Les termes mêmes du langage histologique passèrent dans la zoologie descriptive, et l'organe central que ce savant avait considéré comme une glande génitale mâle fut dès lors caractérisé comme le noyau de la cellule dont le reste du corps de l'animal représentait les autres éléments. On ne fit d'ailleurs nulle difficulté pour douer ces cellules d'une nouvelle espèce d'une bouche, d'un anus et même d'un système circulatoire rudimentaire, en lequel se transformèrent les espaces contractiles ou vésicules séminales admises par M. Ehrenberg. Mais on leur dénia toute sexualité, et l'on restreignit à la division seule les phénomènes de leur multiplication. Telle est, en quelques mots, la nouvelle doctrine dont l'illustre zoologiste M. de Siebold s'est fait le promoteur (1).

Malgré les anomalies et les singularités évidentes que cette théorie présentait, tant au point de vue histologique qu'à celui de la morphologie animale, elle n'en fut pas moins généralement accueillie avec une faveur marquée, comme le témoigne de reste la dénomination de noyau ou de nucléus, qui est encore aujourd'hui d'un usage général pour désigner le corps central des Infusoires.

La théorie unicellulaire de M. de Siebold, pour l'appeler de son nom classique, devait néanmoins rencontrer bientôt aussi ses adversaires, comme celle de M. Ehrenberg avait trouvé les siens. Les objections qui lui furent faites reposèrent surtout sur la découverte de quelques détails d'organisation d'une structure plus délicate, qui avaient échappé jusqu'alors à l'attention des micrographes, et qui s'accommodaient mal avec la définition de véritables cellules. Ainsi, F. Cohn fit mieux connaître la nature du tégument des Infusoires, et distingua les différentes couches dont celui-ci se compose (2); O. Schmidt découvrit chez plusieurs espèces les ouvertures au moyen desquelles leurs vésicules contractiles communiquent avec l'extérieur, etc. (3). Mais nous nous éloignerions trop de l'objet spécial de ce travail, en entrant plus avant dans l'exposé des faits importants auxquels ont été conduits, depuis un petit nombre d'années, les naturalistes qui ont poursuivi leurs travaux sur

(1) *Lehrbuch der vergl. Anat. der wirbellosen Thiere.* 1845, p. 7-25.
(2) *Von Siebold und Köll. Zeitschr.* B. III, p. 257. V, p. 420.
(3) **Fror.** *Notiz. in R.*, B. IX, 1849, p. 5. — *Handb. d. vergl. Anat.* IV. Aufl. 1859, p. 271.

l'organisation de ces êtres (1). Si ces résultats nouveaux semblent marquer un retour vers les idées de M. Ehrenberg, du moins s'appuient-ils cette fois, non plus sur des assertions gratuites, mais sur des observations dont la vérification peut être aisément faite par tous.

Le plus important, à notre point de vue, de tous ces résultats, est la constatation de la reproduction des Infusoires par le moyen de petits vivants développés dans l'intérieur de certaines espèces. Le premier exemple d'un pareil mode de reproduction est cité par M. de Siebold dans son beau Mémoire sur le *Monostomum mutabile* (2). L'animal, qui était un Infusoire parasite de la grenouille, présentait, vers son extrémité postérieure, une poche dans laquelle s'agitaient de nombreux petits, et que plusieurs abandonnèrent pour s'échapper au dehors. Focke fit plus tard une observation analogue chez le *Paramecium bursaria* (*Loxodes bursaria*, Ehr.). D'après cet auteur, les petits étaient logés ici dans l'intérieur même du nucléus, qui s'était agrandi pour les recevoir (3). Les faits du même genre ne tardèrent pas à s'ajouter les uns aux autres. Eckhard (4) et O. Schmidt (5) virent les embryons du *Stentor cœruleus* et du *S. polymorphus*. L'observation de Focke sur le *P. bursaria* fut rectifiée et complétée par F. Cohn (6) et Stein (7), qui montrèrent que les petits n'étaient pas contenus dans le nucléus, comme le croyait Focke, mais dans une cavité indépendante de cet organe. Le premier de ces deux observateurs vit, en outre, bien que d'une manière incomplète, les embryons de l'*Urostyla grandis* (8), et Stein constata le même mode de propagation chez beaucoup d'Acinètes et chez le *Chilodon cucul-*

---

(1) Voyez, outre les recherches citées de F. Cohn et O. Schmidt, Frey et Leuckart, *Handbuch der Zootomie*.— Carter, *Annals of Nat. hist.* 1856, t. XVIII, p. 115, 221 et suiv. — Allman, *Quart. Journ. of microscop. science*, vol. III, 1855, p. 117-179. — Stein, *Infusionsthiere*, 1854. — Leydig, *Lehrbuch der Histologie*, 1857.— Claparède et Lachmann, *Études sur les Infusoires et les Rhizopodes*, livr. 1 et 2 ; Genève, 1858-1859.

(2) *Wiegmann's Archiv.* 1835, I, p. 73.

(3) *Amtl. Bericht der Naturforscherversamml. zu Bremen.* 1844, p. 110.

(4) *Wiegmann's Archiv.* 1846, B. I, p. 227.

(5) *Froriep's Notiz.* 1849, III R., B. IX, p. 7.

(6) *Von Siebold u. Köll. Zeitschr.* T. III, p. 277.

(7) *Die Infusionsthiere auf ihre Entwickelungsgesch. untersucht.* Leipzig, 1854, p. 244.

(8) *Loc. cit.*

lulus (1). Plus récemment, MM. Lieberkühn (2), Claparède et Lachmann (3) ont vu également la formation des embryons chez un grand nombre d'Acinétiniens, et ont constaté les différences que ces embryons présentent suivant les espèces, les uns ne portant de cils que sur une partie limitée de leur corps, les autres offrant un revêtement ciliaire général.

En présence de ces faits, il était naturel de se demander par quelle voie les petits, en supposant que tel fût bien le caractère de ces corps, avaient pris naissance dans l'intérieur de leur mère. S'agissait-il d'une reproduction avec le concours des sexes, ou d'un de ces cas de bourgeonnement interne dont les exemples analogues ne manquaient pas chez les autres animaux inférieurs? Quelques-uns des observateurs que nous venons de citer avaient manifestement vu que le nucléus jouait un rôle actif dans cette production, et qu'une portion de cet organe se détachait du reste pour former le premier rudiment du nouvel être. Cette participation du nucléus parut surtout évidente chez les Acinètes. Cependant, en l'absence de phénomènes réellement caractéristiques d'une génération sexuelle, aucun de ces observateurs n'osa se prononcer sur la nature précise de ce corps, et ils se contentèrent de le désigner comme un organe producteur de germes (*Keimstock*, Stein), ou un *embryogène* (Claparède). Il manquait surtout à ces faits celui des deux facteurs essentiels dont la présence aurait levé tous les doutes, en donnant une signification certaine aux phénomènes observés, à savoir, les éléments fécondateurs ou corpuscules séminaux. « Si la production d'embryons internes, dit M. Claparède, est un phénomène tout asexuel, c'est, dans tous les cas, un mode de gemmiparité d'un tout autre ordre que la production de bourgeons externes... Nous ne pensons pas *à priori* devoir retrouver chez les animaux inférieurs les organes des animaux supérieurs, et nous ne défendrons d'une manière positive l'existence des sexes chez les Infusoires, que lorsque nous aurons trouvé des mâles, et que nous les aurons vus fonctionner comme tels (4). »

(1) *Die Infusionsthiere*, passim.
(2) Uber Protozoen, *von Siebold u. Köll. Zeitschr*. 1857, B. VIII, p. 307.
(3) *Müller's Archiv.* 1856, p. 340-398. — Note sur la reproduction des Infusoires. *Annales des Sciences naturelles*, zool., 4ᵐᵉ série. 1857, t. VIII, p 221-244.
(4) *Loc. cit.*, p. 237 et 238.

Cependant, le même auteur, dans un supplément au Mémoire qu'il rédigea de concert avec M. Lachmann, et qui fut couronné par l'Académie des sciences de Paris en 1857, rapporte plusieurs observations plus récentes qui, bien que présentées avec tous les ménagements possibles, lui parurent néanmoins pouvoir être interprétées comme un développement de spermatozoïdes chez les Infusoires. Il aperçut, en premier lieu, chez les Stentors, de longs filaments semblables à des vibrions, doués de mouvements ondulatoires très-appréciables, et renfermés en grand nombre dans une cavité spéciale, au milieu du contenu de la cavité générale du corps. Leurs mouvements s'éteignaient rapidement, lorsque, par suite de l'écrasement des animaux qui les renfermaient, ces filaments étaient isolés et mis en contact avec l'eau (1). J. Müller, trois ans auparavant, avait fait une observation toute semblable (2). Le même auteur vit ensuite dans le nucléus du *Chilodon cucullulus* de petits corpuscules en forme de bâtonnets immobiles, droits et éparpillés dans tous les sens. Ces corpuscules avaient une grande analogie avec ceux que M. Lieberkühn (3), et, avant lui, J. Müller, avaient observés dans le noyau du *Paramecium aurelia*, avec cette différence qu'ils formaient chez ce dernier des lignes onduleuses disposées parallèlement dans la substance du noyau. Dans un cas, cet organe parut divisé en deux portions renfermant chacune des corpuscules rigides et disposés isolément et en petit nombre. Enfin, ces mêmes productions furent aperçues par M. Lieberkühn, non plus dans le nucléus, mais dans le nucléole agrandi d'un Infusoire voisin du *Colpoda ren* (4).

---

(1) *Annales des Sc. nat.*, IV série. 1857, p. 243.

(2. *Monatsberichte der Berliner Acad.* 1856, p. 390-92.

(3) De Quatrefages, Rapport sur le concours pour le grand prix des sciences physiques (développement des Infusoires). *Comp. rend. de l'Acad. des sciences de Paris.* T. XLVI, 1858, p. 274-279.

(4) A tous ces faits, considérés à tort ou à raison, par les auteurs, comme autant de présomptions en faveur de l'existence de phénomènes sexuels chez les Infusoires, nous aurions pu ajouter les observations bien plus précises de F. Cohn sur la reproduction sexuelle du *Volvox globator Annales des Sc. nat.*, 1856. Bot. IV série, t. V, p. 323, et de Carter, sur celle de deux espèces voisines, l'*Euglena elegans* et le *Cryptoglena lenticularis Annals of nat. hist.* 1858, III° série, V. 2, p. 237). Mais ces organismes, longtemps considérés comme des Infusoires, paraissent devoir définitivement appartenir au règne végétal, et prendre rang parmi les représentants les plus inférieurs de la classe des algues. Nous nous contenterons

Quelle est la signification de ces corpuscules et quel rôle jouent-ils chez les Infusoires ? Müller, en faisant connaître les faits de ce genre observés tant par lui-même que par d'autres micrographes, engage prudemment les naturalistes à se tenir en garde contre les déductions qu'ils seraient tentés d'en tirer prématurément. En effet, trois suppositions également admissibles sont en présence ici : les corpuscules en question peuvent être ou des productions parasitiques, ou des organismes engloutis par l'animal et non encore digérés, ou, enfin, des filaments spermatiques véritables. M. Claparède penche vers la première interprétation, en ce qui concerne du moins les filaments observés chez les Stentors, et dont l'eau abolissait immédiatement les mouvements. Quant aux petits bâtonnets trouvés dans l'intérieur du nucléus et du nucléole de plusieurs Infusoires, nous nous expliquerons plus tard sur l'origine que nous croyons pouvoir leur attribuer, imitant la réserve de Müller jusqu'au moment où nous pourrons fournir des preuves en faveur de notre manière de voir.

Arrivés à la fin de cette exposition historique des travaux et des idées des auteurs sur les phénomènes de propagation chez les Infusoires, si nous jetons un regard en arrière, nous trouvons qu'en dehors des faits qui se rapportent à leur multiplication par scission et par gemmiparité, la science n'a encore enregistré aucun résultat positif sur la reproduction normale de ces animaux. La véritable nature des embryons internes, constatés chez certaines espèces, reste inexpliquée. La notion de leur accouplement ou concours de deux individus pour la fécondation, admise par les anciens micrographes, est promptement tombée dans l'oubli et n'est plus guère défendue par personne. Quant aux corps considérés comme des œufs ou autres germes semblables, il est évident qu'on a pris pour tels soit des animalcules enkystés, trouvés dans l'atmosphère, la poussière, les eaux, les infusions (1), soit, lorsqu'on croyait observer ces œufs dans l'intérieur de l'animal, les globules qui le colorent, les corpuscules de toute nature avalés par lui, ou le nucléus lui-même. Enfin la présence, chez ces animaux, d'éléments

de dire que les deux observateurs cités ont vu des spermatozoïdes se développer chez ces êtres, et ont constaté la manière dont la fécondation s'opérait chez eux.

(1) Spallanzani, *Opuscules de Phys. anim. et vég.* 1787, t. I, chap. XI, trad. de Sénebier.

sexuels mâles ou spermatozoïdes ne repose que sur une simple supposition, car, au témoignage même de l'illustre physiologiste J. Müller, rien n'indique que les filaments ou les corpuscules rigides que lui et d'autres y ont observés fussent réellement des organes de cette nature.

On pouvait donc considérer la question, sinon comme entièrement neuve, du moins comme bien éloignée encore de sa solution, lorsque j'ai fait connaître mes premières recherches sur ce sujet. Au mois de mars 1858, j'annonçai dans un Mémoire présenté à l'Académie des sciences, que j'avais observé des faits qui établissaient, d'une manière indubitable, que les Infusoires se propagent, comme tous les autres animaux, à l'aide de sexes bien caractérisés, et cessaient dès lors de faire une exception, pour ainsi dire unique, dans l'animalité. Je les représentais comme des hermaphrodites, mais chez lesquels l'acte de la fécondation nécessite néanmoins le concours de deux individus, et je caractérisai dès ce moment le nucléus comme un organe sécréteur de germes ou un ovaire, et le nucléole comme une glande sexuelle mâle ou testicule. De plus, je faisais connaître les transformations que ces deux organes, rudimentaires aux autres époques de la vie, éprouvent au temps de la reproduction. Enfin, me fondant sur les faits que j'avais pu observer chez le *Paramecium bursaria*, je me crus autorisé à rattacher à ce mode de reproduction les embryons tentaculés, acinétiformes, que MM. Focke, Cohn et Stein avaient rencontrés dans l'intérieur de cet animal et considérés comme les embryons de celui-ci.

Dans un second Mémoire, présenté à la même Académie au mois d'août suivant, j'étendis ces premières observations à plusieurs autres espèces d'Infusoires, et j'entrai dans quelques détails plus circonstanciés sur les organes génitaux de ces animaux, montrant, par exemple, que le nucléole, qu'on n'avait encore retrouvé que chez un très-petit nombre d'espèces, est, en réalité, presque aussi répandu que le nucléus lui-même. Je signalai sa présence dans quatorze espèces, chez la plupart desquelles je décrivis le nombre, la forme et la position de ces organes. Je fis voir qu'à l'époque du rut, le nucléole se remplit de corpuscules qui ne sont autre chose que les filaments spermatiques des Infusoires, et montrai de même les phénomènes dont, à cette époque, le nucléus ou l'organe femelle devient le siége, le fractionnement qui partage sa masse en un plus ou moins grand nombre de parties, et qui précède, dans beaucoup d'espèces, la formation des œufs. Je signalai enfin l'identité complète que présentent ces derniers avec les œufs des autres animaux, au point de vue de leurs éléments constitutifs essentiels.

Tels furent sommairement les principaux résultats auxquels je fus conduit dans ces premières recherches. Depuis cette époque, j'ai eu non-seulement la satisfaction de voir se confirmer de plus en plus, par mes observations ultérieures, la plupart de ces résultats, mais j'ai pu aussi, par la découverte d'un plus grand nombre de faits et le rapprochement de ces faits entre eux, me former une idée plus nette et, pour ainsi dire, plus philosophique sur la constitution générale de l'appareil reproducteur chez les Infusoires. Ces faits nouveaux, ainsi que les déductions auxquelles ils me paraissent pouvoir se prêter, seront exposés en temps et lieu. Je ne veux signaler ici qu'un seul point de ces recherches dernières, sur lequel j'ai dû considérablement modifier ma manière de voir, et me mettre en contradiction formelle, non-seulement avec moi-même, mais encore avec tous mes prédécesseurs. Je veux parler de l'origine que j'avais cru primitivement pouvoir attribuer aux corps décrits par ceux-ci, et considérés par moi-même comme les embryons des individus dans l'intérieur desquels on les avait rencontrés.

Ayant eu depuis lors d'assez fréquentes occasions de répéter ces observations sur des espèces qui se prêtaient beaucoup mieux à l'examen des faits, j'ai pu me convaincre de la manière la plus positive que, dans un grand nombre de cas du moins, l'interprétation qui avait été donnée à ces corps reposait sur une erreur évidente; qu'il fallait soigneusement distinguer, relativement à leur origine et à leur signification, les deux groupes bien tranchés d'animalcules chez lesquels leur existence a été constatée jusqu'ici, c'est-à-dire, d'une part, les Acinétiniens ou Infusoires suceurs, et, d'autre part, les espèces ciliées proprement dites, comprenant les types les plus nombreux de la même classe. Dans le Mémoire que je publiai à ce sujet (1), je montrai que, chez les premiers, ces corps étaient incontestablement de jeunes individus prenant naissance dans l'intérieur de leurs parents, tandis que, chez les autres, leur

____

(1) *Comptes rendus de l'Acad. des sciences*, séance du 27 août 1860.

présence ne devait s'expliquer que par un fait de parasitisme
et n'impliquait en aucune façon un phénomène de reproduction. Mais tout en restreignant aux seuls Acinétiniens l'opinion
qui faisait de ces corps une production endogène de jeunes
vivants, je me refusais à leur reconnaître une origine sexuelle
et les rattachais à un phénomène de reproduction purement
agame, à une sorte de gemmiparité interne ayant le nucléus
pour siége. Mes observations personnelles ne me laissaient en
effet aucun doute à cet égard. Quant à la nature parasitique des
prétendus embryons trouvés dans les espèces ciliées, je l'ai
également mise hors de toute contestation en observant la manière dont ceux-ci pénètrent dans l'intérieur de leurs hôtes,
et en faisant quelques expériences concluantes, dans lesquelles
je réussissais à infester des mêmes parasites des individus qui
s'en étaient montrés auparavant entièrement exempts.

Mais ces cas ne sont pas les seuls dans lesquels des faits
appartenant évidemment à l'histoire du parasitisme chez les
Infusoires ont été compris dans le cercle de leurs phénomènes
de reproduction. Je pourrais citer encore plusieurs exemples
d'erreurs analogues commises par les naturalistes, mais comme
je me propose de revenir sur tous ces faits dans une autre
partie de ce travail, je ne crois pas devoir m'y arrêter plus longtemps ici.

Avant de clore cette Introduction historique, il me reste à
signaler deux ouvrages considérables, d'une publication toute
récente, mais malheureusement encore inachevés l'un et
l'autre, dans lesquels les auteurs se sont proposé de traiter,
d'une manière complète et systématique, de l'organisation et
des fonctions des Infusoires.

L'un de ces ouvrages est le Mémoire de MM. Claparède et
Lachmann, que j'ai déjà eu l'occasion de citer, et qui a partagé, avec un travail de M. Lieberkühn sur le même sujet, le
grand prix des sciences physiques décerné par l'Académie des
sciences de Paris en 1857. Deux livraisons de ce Mémoire ont
déjà paru (1), mais ce n'est que dans la troisième et dernière
que les auteurs promettent de traiter tout ce qui est relatif aux
fonctions de reproduction des Infusoires. En attendant la publi-

(1 *Études sur les Infusoires et les Rhizopodes.* Genève, 1858-1859, liv. 1 et 2.
482 p. et 24 pl.

cation de cette troisième partie, nous ne connaissons leurs idées
à ce sujet que par un court résumé qui en a paru dans les
Annales des Sciences naturelles (1). Le deuxième ouvrage
auquel j'ai fait allusion (2) est dû à M. Stein, professeur à
l'Université de Prague, et bien connu des naturalistes par
de nombreux travaux antérieurs sur l'organisation et le développement des Infusoires. J'aurai de fréquentes occasions,
dans le cours de ce Mémoire, de revenir sur les idées que
M. Stein s'est formées sur les fonctions reproductrices de ces
animaux. Je dirai seulement ici que cet auteur a reconnu d'une
manière générale l'exactitude des faits annoncés par nous, et
qu'il conclut aussi à l'existence d'une génération sexuelle chez
les Infusoires. Néanmoins, il s'en tient encore, sur la plupart des
points, aux opinions qui ont généralement cours dans la science.
C'est ainsi qu'avec tous les auteurs, M. Stein considère comme
une division longitudinale l'état d'accouplement de ces animaux, et qu'il revient à la manière de voir de M. Ehrenberg
à l'égard du nucléus, en considérant ce corps comme un testicule, bien qu'il ne nie pas que, dans certains cas, le nucléole
ne puisse lui-même fonctionner comme tel.

Je diviserai ce Mémoire en deux parties. Dans la première, je traiterai de l'appareil reproducteur des Infusoires,
envisagé d'une manière générale et dans les principaux groupes
de cette classe. Dans la deuxième, je m'occuperai du développement de cet appareil aux époques sexuelles, des éléments
mâles et femelles dont il se charge à ces époques, et des autres
phénomènes qui assurent la perpétuité des espèces par la voie
de la génération normale.

PREMIÈRE PARTIE.

I. APPAREIL REPRODUCTEUR DES INFUSOIRES EN GÉNÉRAL.

Comme tous les autres animaux, les Infusoires se propagent,
à certaines époques, à l'aide des éléments caractéristiques

---

(1) Note sur la reproduction des Infusoires, *Annales des Sciences naturelles*,
zoologie, 4ᵐᵉ série, t. VIII, 1857, p. 221-244.

(2) *Der Organismus der Infusionsthiere*. I. Abth. Allg. Theil u. Naturgesch. der
hypotrichen Infusionsthiere. Leipzig, 1859, 206 p. et 14 pl.

de la génération sexuelle. Ces éléments prennent naissance dans l'intérieur des organes connus sous les dénominations de *nucléus* et de *nucléole*. Le nucléus est le corps producteur des germes ou ovules, le nucléole est l'organe dans lequel se développent les corpuscules fécondateurs ou zoospermes. Le premier doit donc être considéré comme l'ovaire, et le second comme le testicule des Infusoires. Ces deux organes constituent à eux seuls tout l'appareil sexuel de ces animaux (1). Dans quelques cas, un conduit excréteur particulier paraît surajouté à l'ovaire, peut-être aussi au testicule, et vient s'ouvrir directement à l'extérieur.

Les organes génitaux sont constamment simples et réunis sur un même animal, mais l'hermaphrodisme qui résulte de cette disposition n'est point complet, et il faut toujours le concours de deux individus pour que la fécondation puisse avoir lieu. De plus, cette fécondation est intérieure et exige le transport immédiat des éléments sexuels mâles de l'un dans les organes femelles de l'autre; en d'autres termes, cet acte, chez les Infusoires, a toujours lieu à la faveur d'un accouplement préalable (2).

Après avoir caractérisé de la sorte les fonctions du nucléus et du nucléole de ces animaux, je crois inutile de faire un plus long usage de ces deux dénominations qui, bien qu'exprimant une idée inexacte, ont pu sans inconvénient servir à désigner provisoirement des parties dont on ne connaissait pas la signification réelle. J'emploierai donc de préférence, dans la description des phénomènes dont ces organes sont le siége, les expressions d'*ovaire* et de *testicule*, en raison de la similitude que présentent leurs fonctions avec celles des appareils glandulaires que ces deux mots servent à désigner dans les classes animales supérieures. Cette interprétation sera, je l'espère, pleinement justifiée, lorsque nous étudierons l'évolution de ces organes et la nature des produits dont ils se chargent aux époques de reproduction.

(1) Outre les planches qui accompagnent ce Mémoire, on peut consulter, pour un grand nombre de détails relatifs aux organes génitaux des Infusoires, celles qui sont jointes à notre travail intitulé : *Du rôle des organes générateurs dans la division spontanée des Infusoires ciliés*, t. III de ce journal (1860), p. 71-87.

(2) Nous verrons en effet que l'eau altère rapidement leurs spermatozoïdes et ne pourrait par conséquent servir de véhicule à ceux-ci dans l'acte de la fécondation.

Dans les intervalles des périodes sexuelles, les organes reproducteurs des Infusoires, comme ceux d'un grand nombre d'autres animaux, offrent un état rudimentaire caractérisé à la fois par une réduction notable de leur volume et un aspect très-différent de celui qu'ils présentent lorsqu'ils entrent en action. Rarement ils disparaissent au point de ne laisser aucune trace de leur existence. L'ovaire surtout est, des deux organes, celui qui se retrouve avec le plus de fixité et de la manière la moins équivoque dans la plupart des types. Quelques-uns, il est vrai, paraissent en être entièrement dépourvus, cependant cette glande n'a en réalité pas disparu chez eux, mais existe seulement dans un état de diffusion tel qu'elle se dérobe aisément à la vue, cachée et masquée qu'elle est par les granulations étrangères qui s'entremêlent à ses éléments propres. Et ce qui prouve qu'il en est bien ainsi, c'est qu'on voit cet ovaire apparaître périodiquement, non-seulement aux époques sexuelles, mais aussi à chaque époque de reproduction fissipare, sous la forme plus condensée et avec les autres caractères qu'il revêt chez ceux des types de la même classe où il se montre avec le plus d'évidence.

J'ai dit plus haut que les deux éléments mâle et femelle de l'appareil reproducteur étaient toujours simples chez les Infusoires. Cette proposition n'a besoin d'aucun développement particulier quant aux espèces très-nombreuses dont le nucléus et le nucléole sont manifestement continus dans toutes leurs parties. Mais chez beaucoup d'autres espèces, on remarque deux ou un plus grand nombre de corps nucléaires, en apparence libres et distincts les uns des autres. Ce sont ces corps que tous les auteurs ont l'habitude de décrire comme autant de nucléus différents. Déjà, dans un précédent travail, j'ai fait connaître la manière dont j'envisageais la constitution générale de la glande sexuelle femelle des Infusoires, et j'ai montré la possibilité de réduire à un type unique toutes les variétés de forme et de disposition que cet organe présente dans les différents groupes qui composent cette classe (1). Je rappellerai seulement ici que je ne considère pas les nucléus multiples de ces dernières espèces comme autant d'organes particuliers, mais comme des fractions d'un seul et même appareil, réunies

(1) Voy. le t. III du *Journal de physiologie* (1860), p. 78.

sous une enveloppe commune qui sert à établir la continuité
entre tous ces éléments isolés. Souvent la membrane de jonction est si peu visible, que tous les auteurs ont pu effectivement
décrire ces corps comme indépendants les uns des autres, et
constituant chacun un nucléus distinct. Non-seulement je
démontrerai l'existence de cette enveloppe membraneuse, mais
je prouverai aussi que les modifications d'aspect que présente
l'ovaire des Infusoires ne sont autre chose que des états, deve-
nus permanents et typiques, d'une même forme organique, en
rapport avec les différents degrés de l'évolution de cette
glande.

La situation de l'appareil reproducteur varie considérablement, non-seulement lorsqu'on compare entre eux des groupes
très-voisins, mais aussi des espèces faisant manifestement
partie d'un même genre. Ce que l'on peut dire de plus général
à ce sujet, c'est que cet appareil n'occupe jamais une position
centrale, mais est toujours plus ou moins rapproché de la paroi
du corps et quelquefois même en contact immédiat avec la
couche parenchymateuse plus ou moins épaisse que M. F. Cohn
a distinguée le premier chez les Infusoires, et décrite sous le
nom de couche corticale (*Rindenschicht*). C'est elle qui, doublée
extérieurement par la cuticule, membrane mince, transparente
et sans structure appréciable, forme l'enveloppe de l'animal. Il
n'est pas également facile, chez toutes les espèces, de s'assurer
de cette position excentrique des organes générateurs, à cause
de la dépression du corps qui est souvent extrême chez certaines d'entre elles. Lorsque, à cette disposition, se joint un
ovaire plus ou moins volumineux, celui-ci va jusqu'à toucher
presque les deux parois opposées du corps. Il en résulte que,
lorsque l'animal tourne autour de son axe, le nucléus, par une
illusion d'optique facile à comprendre, semble rester immobile
dans son intérieur, ce qui a pu faire dire à M. de Siebold que
certains Infusoires tournaient autour de leur noyau (1). Mais
on peut aisément s'assurer du relief que ce corps détermine
sur la paroi contre laquelle il est appliqué, et se convaincre en
même temps qu'il est entraîné dans la rotation de l'animal, en
examinant certains gros Infusoires dont le corps, gonflé et dilaté
par l'eau et la matière chymeuse qu'il renferme toujours en

____

(1) *Manuel d'anatomie comparée*, t. I, p. 23, trad.

plus ou moins grande abondance, peut être comparé presque tout entier à une vessie pleine de liquide. Pendant que l'animal tourne sur lui-même, on voit nettement le nucléus décrire un cercle autour de l'axe de rotation, et se rapprocher et s'éloigner tour à tour du plan focal du microscope.

Plus ou moins adhérents à la paroi du corps, les organes sexuels sont ordinairement en relation fixe, soit entre eux, soit avec les autres organes de l'animal, et ne sont susceptibles, la plupart du temps, que d'assez légers changements de position. Cependant, dans quelques cas, l'adhérence qu'ils contractent avec la membrane tégumentaire est assez lâche pour leur permettre des déplacements beaucoup plus étendus, et pour que ces organes puissent venir occuper successivement les positions les plus variées dans l'intérieur du corps, tantôt dans sa partie moyenne, tantôt vers l'une de ses extrémités.

Après avoir ainsi fixé les rapports de l'appareil génital avec la paroi du corps, il nous reste à déterminer la nature de la cavité limitée par cette paroi, en d'autres termes, à examiner si, chez les Infusoires, cette cavité joue le rôle d'une chambre viscérale proprement dite, ou si elle participe aussi, dans une proportion variable, aux fonctions d'une cavité digestive. C'est là une des questions les plus délicates et les plus controversées auxquelles l'étude de l'organisation de ces animaux ait donné lieu. Quelques auteurs, en effet, adoptant la dernière manière de voir, admettent, sinon une confusion complète, du moins une communication plus ou moins large entre la cavité digestive et la cavité générale du corps, et rapprochent, par suite, l'organisation des Infusoires du type des Cœlentérés. D'autres, au contraire, tout en repoussant la disposition polygastrique attribuée par M. Ehrenberg à leur système digestif, n'en reconnaissent pas moins l'indépendance complète de ce système, mais se bornent à le décrire comme formé par une seule grande poche simple et indivise, à parois distinctes et plus ou moins éloignées ou rapprochées de l'enveloppe générale du corps. Cette opinion est aussi la nôtre, bien que nous reconnaissions que, dans un grand nombre de cas, l'espace périgastrique qui résulte de cette disposition est presque complétement effacé, et réduit pour ainsi dire à un état virtuel, par suite de la distension des parois stomacales et de leur application plus ou moins étroite contre l'enveloppe tégumentaire externe (1).

Quoi qu'il en soit, la solution de cette question n'offre, au point de vue qui nous occupe, qu'un intérêt assez secondaire; car, ainsi que nous le verrons, jamais les produits des organes générateurs n'entrent en relation avec la cavité du corps, comme cela a lieu chez beaucoup de Cœlentérés. Tous les faits que nous avons observés tendent, au contraire, à nous faire considérer ces organes comme entièrement distincts de cette cavité, et en communication directe avec l'extérieur, au moyen des voies spéciales que leur fournissent les canaux excréteurs qui leur sont annexés.

Après ces notions générales sur l'appareil génital des Infusoires, nous allons aborder séparément l'étude de chacun des deux éléments qui le composent, en commençant par l'élément femelle ou l'ovaire.

§ 1. *De la glande génitale femelle ou de l'ovaire des Infusoires* (nucléus *des auteurs*).

Si la dénomination de *noyau* ou de *nucléus*, donnée par l'école unicellulaire au corps que M. Ehrenberg considérait comme la glande séminale des Infusoires et que nous avons caractérisé comme leur ovaire, manque d'exactitude dans le sens histologique du mot, elle n'est pas plus juste dans son acception figurée et en ayant simplement en vue la forme du corps que rappelle cette dénomination. Il s'en faut en effet de beaucoup que ce prétendu nucléus ait toujours la forme arrondie ou ovalaire qu'il offre chez certaines espèces; dans beaucoup d'autres il se présente sous l'apparence d'un ruban ou plutôt d'un cordon cylindrique plus ou moins recourbé ou diversement contourné, et dont le diamètre est tantôt sensiblement égal en tous ses points, tantôt étranglé de distance en distance à la manière d'un chapelet.

On peut donc distinguer trois variétés principales dans l'ovaire des Infusoires : 1° l'ovaire sphérique ou ovoïde, 2° l'ovaire tubuleux, et 3° l'ovaire moniliforme ou en chapelet.

---

(1) C'est ainsi, par exemple, qu'il est facile de s'assurer que le mouvement circulaire de la masse chymeuse et des matières solides contenues dans l'estomac du *Paramecium bursaria* a lieu presque au contact immédiat de la couche chymateuse qui forme l'enveloppe de l'animal.

Un grand nombre de formes intermédiaires établissent d'ailleurs le passage d'un de ces types à l'autre. Bien plus, chez un même animal, l'ovaire, à certains moments de la vie, peut revêtir successivement les trois apparences principales que nous venons de lui reconnaître. J'ai montré, dans un travail antérieur (1), comment, à chaque retour de la reproduction par scission, la contractilité de la glande ovigène se réveillait et se manifestait par les changements rapides et successifs qui surviennent dans l'aspect de cet organe. Des phénomènes analogues se passent dans l'ovaire aux époques de reproduction sexuelle, et lorsque nous étudierons l'évolution de l'appareil générateur à ces époques, nous verrons que la formation des œufs est fréquemment précédée d'une modification remarquable dans la forme extérieure de l'organe qui leur donne naissance.

C'est pour avoir méconnu ces variations périodiques du nucléus, que les auteurs diffèrent si souvent dans la forme qu'ils assignent à celui-ci dans une seule et même espèce, les uns ayant eu sous les yeux des individus parvenus à une époque quelconque de reproduction, tandis que les autres observaient des animaux pris en dehors de ces époques. Pour ne pas tomber dans l'erreur à cet égard, on devra donc toujours, avant de déterminer la forme du nucléus dans une espèce donnée, s'assurer que l'animal ne présente pas, au moment de l'observation, les autres caractères auxquels on peut reconnaître qu'il est en voie de se reproduire.

Enfin l'âge est aussi une cause de variation dans l'aspect extérieur de l'ovaire chez les Infusoires. Telle espèce qui, à l'état adulte, présente un long nucléus rubanaire ou composé d'articulations nombreuses, ne possède, dans les premiers temps de la vie, qu'un seul grain nucléaire arrondi, situé vers le centre du corps. A mesure que l'individu grandit, ce grain s'allonge en augmentant de volume, et finit par prendre la forme rubanaire qu'il doit conserver définitivement. Dans d'autres espèces, il se partage, par des divisions successives, en d'autres grains semblables, dont le nombre est presque toujours en rapport avec l'espèce ou le genre de l'animal.

Quelle que soit sa forme, l'ovaire des Infusoires se compose toujours d'une enveloppe membraneuse et d'un contenu gra-

____

(1) Voy. le n° IX de ce journal, janvier 1860, p. 71-87.

nuleux. L'enveloppe, que l'on peut considérer comme la tunique propre de l'organe, est d'une finesse extrême, transparente et dépourvue, en apparence, de toute structure. Dans l'ovaire examiné en place, c'est-à-dire renfermé dans l'intérieur de l'animal, et sans autre préparation qu'une compression légère pour rendre les parties plus transparentes, il est impossible de distinguer cette membrane de la masse granuleuse sur laquelle elle s'applique étroitement. Mais l'addition d'une goutte d'un acide dilué, en provoquant la contraction de cette masse, opère sa séparation complète de la paroi de l'organe, et celle-ci apparaît dès lors avec les caractères que nous venons de lui reconnaître. On peut obtenir le même effet, bien que d'une manière moins prompte, en laissant simplement l'eau agir par endosmose sur la glande préalablement extraite du corps de l'animal, et mise en contact avec le liquide ambiant. Après un temps variable, une zone claire plus ou moins large se dessine entre la paroi de l'ovaire et son contenu granuleux, par suite de la dilatation de cette paroi et de son soulèvement sur toute la surface de la masse granuleuse intérieure. Au moyen de ces procédés, on peut facilement s'assurer que le long ovaire tubuleux ou articulé de certaines espèces possède une paroi qui se continue sans interruption dans toute l'étendue de l'organe.

Il est à peine besoin de dire ici que la surface intérieure de cette paroi ne laisse rien apercevoir qui ressemble aux cellules et aux noyaux de la tunique intime ou épithéliale de l'ovaire des autres animaux, tunique déjà si difficile à reconnaître dans des espèces qui présentent une taille beaucoup plus considérable et une organisation infiniment plus compliquée que celle des Infusoires.

La matière qui remplit la cavité de l'ovaire est formée par de très-fines granulations régulières réunies par une substance gélatineuse et transparente assez compacte : c'est la masse vitellaire de l'organe. Sa couleur est d'un jaune grisâtre à la lumière directe, et son aspect quelquefois assez réfringent. Cette teinte devient plus foncée après le traitement par l'acide acétique qui, comme nous l'avons vu plus haut, concentre cette masse vers l'intérieur de l'organe et met en évidence la paroi membraneuse. Étroitement enveloppé par celle-ci, le vitellus reproduit toutes les formes de l'organe lui-même dont il n'est, en quelque

sorte, que le moule intérieur solide. Il se présente donc tantôt
sous l'apparence d'une petite masse globuleuse ou ovoïde, tantôt
sous celle d'un boyau ou d'un cordon cylindrique et plein, ou
enfin se montre composé d'une succession d'articulations allongées, réunies par des filaments déliés de matière intergranulaire transparente. Cette dernière disposition, qui constitue
l'ovaire moniliforme ou en chapelet d'un grand nombre d'Infusoires, résulte, comme nous l'avons dit plus haut, de la manière
dont toutes ces articulations dérivent les unes des autres par
divisions successives, avant de devenir libres par la rupture des
commissures de substance intergranulaire, et de prendre la
forme arrondie qui caractérise leur état parfait. Il n'est pas
rare de rencontrer dans une même chaîne ovarique des articulations parvenues à tous les degrés de développement, les
unes offrant les traces d'une division plus ou moins avancée,
les autres ayant déjà pris l'aspect oviforme qui marque le
terme de leur évolution. Leur multiplication se fait d'une
manière continue, quoique lente, pendant toute la période qui
sépare les époques de reproduction, pour ne s'arrêter qu'aux
approches de ces époques, et, à ce moment, celles de ces articulations qui n'ont pas encore atteint leur développement complet achèvent brusquement de parcourir les phases qui doivent
les amener à ce dernier état. Dans d'autres espèces, la segmentation du contenu de l'ovaire s'arrête après une première
division, et les deux masses partielles qui en résultent restent
stationnaires jusqu'au retour d'une époque sexuelle. Alors seulement chacune de celles-ci reprend les différentes phases de
son évolution, soit directement et sans subir de subdivision
nouvelle, soit après s'être partagée une fois encore, ce qui
porte à quatre le nombre définitif des fragments du vitellus.

De tous ces faits, il résulte déjà avec une grande probabilité
que nous avons affaire ici à des phénomènes ovogéniques
semblables à ceux des autres animaux. Cette présomption
devient une certitude complète, si l'on cherche à interpréter
certaines apparences que présente dans sa composition intime
la masse qui remplit le nucléus des Infusoires. Plus d'une fois
on peut y apercevoir des espaces clairs et arrondis, plus ou
moins cachés sous les granulations qui les recouvrent. Ces
parties transparentes ne sont évidemment autre chose que des
vésicules germinatives éparses au milieu d'une masse vitellaire

commune. D'autres fois chacune de ces vésicules se montre entourée d'une zone granuleuse particulière qui marque la première séparation des jeunes ovules les uns d'avec les autres. Cet aspect coïncide presque toujours avec une raréfaction des granulations dans la substance interposée aux ovules, et l'existence d'un limbe mince et transparent autour de chacun de ces premiers rudiments de l'œuf. L'acide acétique très-dilué et une solution aqueuse à peine rosée de carmin dissous dans l'ammoniaque sont les deux meilleurs réactifs pour étudier ces différents aspects de l'ovaire. Les parties granuleuses et claires de ce dernier organe, en attirant avec une intensité différente la matière colorante de la solution carminée, montrent d'une manière très-nette et très-belle leur disposition respective. Mais sans l'aide d'aucune préparation particulière, et en choisissant simplement les espèces les plus favorables pour l'observation de ces phénomènes, l'arrangement et la signification de ces parties sautent pour ainsi dire d'eux-mêmes aux yeux. Dans le nucléus du *Chilodon cucullulus*, par exemple, nous trouvons une préparation toute faite pour la démonstration que nous cherchons à établir ici. Au milieu de la substance granuleuse qui remplit la plus grande partie de cet organe se voit une large et belle vésicule d'une diaphanéité parfaite, et qui porte elle-même à son centre un corpuscule opaque et arrondi. Il est impossible de n'être pas immédiatement frappé de la ressemblance complète que le nucléus, considéré dans sa totalité, présente avec une cellule (1). Ce rapprochement, fait pour la première fois par l'illustre chef de l'école unicellulaire, M. de Siebold, le conduisit à désigner sous le nom de *nucléole* le corpuscule central (2). Mais il est permis de croire qu'en faisant cette comparaison, l'éminent professeur ne pensait pas lui-même être si complétement dans le vrai. Quelle est en effet la signification de ce nucléus? Selon nous, on ne peut y voir autre chose qu'un œuf avec ses éléments constitutifs, savoir : son vitellus granuleux,

(1) Voy., pour cet organe, la pl. III du t. III de ce journal (1860), fig. 9 et 11.

(2) Il ne faut pas confondre ce nucléole *intra-nucléaire* avec les corps qui, dans les autres Infusoires, portent le même nom, mais sont situés à l'extérieur du noyau. Ces derniers appartiennent à l'appareil sexuel mâle, suivant la détermination que nous en avons proposée, tandis que le premier est réellement un élément de la cellule représentée par l'œuf. Le *Chilodon* possède d'ailleurs lui-même un nucléole ou testicule placé en dehors du nucléus.

sa vésicule et sa tache germinatives. Et si, pour corroborer cette manière de voir, il nous fallait d'autres preuves que celles qui résultent avec tant d'évidence déjà de la structure même de cet organe, nous les trouverions aisément dans les phénomènes dont celui-ci est le siége lors de la reproduction sexuelle de l'animal. Tout le contenu de la glande génitale femelle se trouve donc ici groupé en une cellule élémentaire unique, en un germe qui résume à lui seul toute la force plastique de l'organe. Et, chose peut-être plus singulière encore, ce germe parcourt les mêmes phases que l'animal qui le porte, se partage comme lui à chaque division spontanée, et se transmet presque à l'infini aux générations successives qui résultent de ce mode de reproduction. Mais devant revenir avec détail sur tous ces faits, en étudiant la formation de l'œuf dans les différents groupes d'Infusoires, je ne m'y arrêterai pas plus longtemps ici, et j'aborde immédiatement l'étude de l'organe génital mâle de ces animaux.

§ 2. *De la glande génitale mâle ou du testicule des Infusoires*
(nucléole *des auteurs*).

D'un volume toujours beaucoup moindre que l'ovaire, et rudimentaire comme lui dans les intervalles des époques sexuelles, la glande génitale mâle reproduit la plupart des apparences que nous avons reconnues à la glande femelle, et se montre aussi tantôt formée par un élément unique, tantôt par des éléments multiples. Ces deux organes se présentent en général avec des caractères identiques dans une même espèce, c'est-à-dire que l'ovaire indivis est ordinairement accompagné d'un testicule indivis lui-même, et l'ovaire fragmenté, d'une glande spermagène composée aussi d'éléments distincts, dont chacun correspond à un des éléments du premier organe. Souvent les deux corpuscules mâle et femelle sont simplement accolés par leur membrane d'enveloppe; mais dans d'autres cas non moins nombreux, le premier est reçu dans une échancrure plus ou moins profonde de la surface du second, où il disparaît même quelquefois entièrement. Chacun conserve néanmoins son enveloppe propre. La confusion de ces deux corps est souvent si complète que, pour découvrir la cachette du corpuscule mâle, il faut employer des réactifs qui, tels

que l'acide acétique étendu, déterminent la condensation de
leur substance et la mise à nu de leurs parois. Il se dessine alors
autour du nucléole un petit cercle clair qui l'isole de la masse
de l'ovaire et sert à le faire reconnaître. Mais dans beaucoup
de cas, quels que soient les moyens employés, on ne parvient
pas à mettre son existence en évidence, d'où l'on peut conclure
qu'il est réduit à néant dans les intervalles des époques de
reproduction. Il n'est pas rare, en effet, de le voir apparaître,
à ces époques, chez des animaux où sa présence avait vaine-
ment été recherchée jusqu'alors. Une autre difficulté très-
sérieuse qui accompagne la découverte de cet organe résulte de
sa ressemblance parfois extrême avec les globules graisseux si
communs dans le corps de tous les Infusoires et dont il partage
presque tous les caractères optiques. C'est la même forme
nette et arrondie, la même homogénéité, le même aspect réfringent, surtout après le traitement par les acides qui déterminent
la contraction de sa substance. Il faut alors une très-grande
habitude pour ne pas confondre le nucléole avec les globules gras
répandus autour de lui. Mais le petit cercle dont il s'entoure
dans les circonstances que nous venons de rappeler, sa présence constante, et les conditions toujours identiques de
nombre et de position qu'il offre chez un grand nombre
d'exemplaires appartenant à une même espèce et examinés
successivement, sont autant d'indices qui peuvent faire éviter
sa confusion avec les autres éléments du corps. Sa couleur
est toujours d'un gris bleuâtre, tandis que celle de l'ovaire
est constamment d'un jaune sale plus ou moins foncé, surtout
après le traitement par l'acide acétique, circonstance peut-être
en rapport avec une composition chimique différente de la
substance qui forme la masse des deux organes. Les acides
concentrés et les dissolutions alcalines très-étendues le dis-
solvent facilement. L'iode le colore en jaune, et une solution
aqueuse très-affaiblie de carmin, préalablement dissous dans
l'ammoniaque, lui donne assez rapidement une teinte beaucoup
plus intense que celle de la solution elle-même (1).

(1) J'ai songé à tirer parti, dans la recherche de cet organe, de la propriété que
possèdent certains éléments des tissus animaux et végétaux d'attirer vivement à
eux et de condenser les matières colorantes tenues en dissolution dans certains
liquides, propriété que Gerlach nous a fait connaître pour le noyau des cellules
animales et Hartig pour celui des cellules végétales. Voici comment il faut procéder

La position respective des deux organes mâle et femelle n'a rien de fixe dans les différentes espèces. Tantôt c'est vers sa partie moyenne, tantôt vers l'une de ses extrémités, que l'ovaire, ou chacun des fragments en lesquels se décompose sa masse intérieure, enchâsse le corpuscule testiculaire qui lui est annexé. Il suffit de consulter à cet égard les figures qui accompagnent ce Mémoire (*a* désigne l'ovaire; *b* le testicule), et celles que nous avons données dans le numéro IX de ce journal (janvier 1860). La forme de ce corpuscule est souvent parfaitement globuleuse, d'autres fois un peu plus allongée dans un sens que dans l'autre, ou semblable à un grain d'orge, à un pepin de pomme ou de raisin, etc. Cette forme se modifie à certaines époques, c'est-à-dire lorsque l'animal se divise ou se reproduit par la voie sexuelle. Nous avons fait connaître celles des transformations du nucléole qui sont en rapport avec la division spontanée, et la manière dont il se partage avec le nucléus et le reste du corps. Nous étudierons bientôt les modifications bien plus profondes qu'il éprouve pendant son évolution aux époques sexuelles. Certaines particularités de sa structure nous ont été révélées par les changements qui ac-

dans le cas qui nous occupe : l'animal étant préalablement assez fortement comprimé entre deux lames de verre pour que toutes ses parties soient bien transparentes, on introduit avec précaution une goutte de solution carminée entre les deux verres. Aussitôt que l'animal est touché par le réactif, il est tué, et l'on remarque, au bout de quelques minutes d'attente, que le nucléus commence à prendre à sa surface une teinte rosée qui, légère d'abord, se fonce de plus en plus en gagnant les parties centrales de l'organe. Bientôt le nucléole, s'il existe, se colore à son tour, mais plus lentement et souvent après un temps double du temps exigé pour la coloration du nucléus, mais il finit toujours par présenter une teinte aussi intense que ce dernier. Enfin, ce n'est qu'après un temps assez long que les autres parties de l'animal, le parenchyme, la cuticule, etc., sont envahies par la même teinture rouge. Nous n'avons pas besoin de faire remarquer que les nucléus des organismes qui peuvent se trouver accidentellement dans le corps de l'animal se colorent comme les organes propres de celui-ci. Mais il sera toujours facile de reconnaître ces parties étrangères. Ce qui est plus important à noter, c'est que *jamais les globules graisseux ne se colorent par ce réactif*, même après un contact prolongé pendant plusieurs jours. Cette circonstance pourra donc être utilement employée dans la recherche des organes générateurs des Infusoires. J'ai constaté le même caractère négatif pour les globules gras du lait mis en contact pendant plus d'une semaine avec une solution carminée assez foncée. Il est difficile de donner ici les proportions les plus convenables de la solution à employer. Chacun devra se faire à cet égard une expérience personnelle. Il suffira de dire que cette solution ne doit pas être assez étendue, tout en présentant une teinte rosée assez prononcée, pour que l'animal puisse continuer à y vivre, ni être assez forte pour que ses organes en soient dissous.

compagnent sa division et l'espèce d'hypertrophie qu'il subit à
ce moment (1). Telles sont les stries qu'il présente à sa surface
avant de se partager, stries que j'attribue à l'existence de côtes
ou de parties plus épaissies de la membrane d'enveloppe, rendues plus évidentes par l'augmentation de volume que nous
venons de signaler. Ces côtes peuvent être facilement isolées les
unes des autres par l'écrasement de l'organe, et elles se montrent alors comme des baguettes fusiformes parallèles, légèrement courbes, longues de $0^{mm}01$ à $0^{mm}02$ et disposées en petit
nombre suivant le grand axe de l'organe (2). Cette structure
fibreuse du testicule, peu ou point visible aux autres époques de
l'année, apparaît aussi souvent comme le premier stade de son
évolution aux époques sexuelles, et peut en imposer pour un développement de corpuscules séminaux. Mais ceux-ci n'apparaissent que plus tard et déterminent dans l'aspect de la glande
une striation bien plus fine que celle qui résulte des organes
bacillaires dont il vient d'être question.

Nous avons dit que chaque nucléole ou corpuscule mâle
est entouré d'une membrane propre qui lui sert d'enveloppe.
Il est facile de s'en assurer en traitant ces corps par l'acide
acétique étendu, qui fait apparaître cette membrane, comme
nous l'avons vu pour le nucléus lui-même. Cette enveloppe
devient surtout évidente pendant la division spontanée où
elle prend un accroissement considérable en entraînant en
sens contraire les deux moitiés du nucléole dédoublé. Nous
avons décrit ce phénomène dans nos recherches sur le rôle des
organes générateurs dans la fissiparité des Infusoires. Une question plus difficile à résoudre est celle de savoir si les nucléoles
multiples de certaines espèces sont tous réunis les uns aux
autres par une enveloppe commune, comme cela se voit plus
ou moins distinctement pour les différents nucléus qui entrent
dans la composition d'un même ovaire. A vrai dire, nous
n'avons jamais réussi à apercevoir nettement cette membrane
dans les intervalles des nucléoles, et par conséquent nous
n'oserions en affirmer l'existence. Cependant, si nous considérons que ces corps sont toujours appliqués sur le même côté

(1) *Comptes rendus des séances et Mém. de la Soc. de biologie*, 3ᵉ série, t. I,
(1859), p. 269-270.
(2) Voy. *Journal de physiol.*, t. I, 1858, pl. IV, fig. 9 et 10; t. III, pl. IV, fig. 8
d-g, 9, 10, 17 b-c, 18.

de l'ovaire, et qu'en outre, chez de nombreuses espèces, ils sont, au moins pendant la plus grande partie de la vie, rangés sur une même ligne longitudinale parallèle à l'axe du corps et à celui de ce dernier organe, si surtout nous consultons l'analogie évidente que cette disposition indique entre les parties visibles des deux appareils sexuels, nous serons en droit d'étendre cette comparaison à celles de ces parties qui se dérobent à notre vue, et de conclure à une identité complète dans les autres conditions organiques de ces appareils.

II. DISPOSITIONS DE L'APPAREIL REPRODUCTEUR DANS LES DIFFÉRENTS GROUPES D'INFUSOIRES.

Après avoir résumé dans les paragraphes précédents tout ce qui est relatif au système reproducteur envisagé d'une manière générale chez les Infusoires, il me reste, avant d'aborder l'étude des changements que lui impriment les fonctions sexuelles, à passer en revue les principales variations de ce système dans les différents groupes de cette classe.

Mais pour bien comprendre la série de ces variations et le rapport qui les lie toutes entre elles, il est d'abord nécessaire de se faire une idée exacte des conditions qui déterminent ces différences dans l'aspect des organes générateurs.

Or, lorsqu'on étudie attentivement les fonctions de reproduction chez les Infusoires, on ne tarde pas à se convaincre que, malgré leur diversité apparente, les organes qui servent à ces fonctions sont toujours construits sur un même type fondamental qui se modifie suivant les diverses phases de son évolution physiologique pour donner naissance à toutes les variations que l'on observe dans l'appareil sexuel de ces animaux. Il en résulte que chacune de ces variations n'est en réalité que le stade auquel cette évolution s'est arrêtée dans chaque espèce déterminée, qu'un des différents états de développement d'une seule et même forme organique. C'est cette proposition que je vais d'abord essayer de démontrer pour chacun des deux éléments de l'appareil sexuel, après quoi je présenterai le tableau de leurs principales modifications dans la série des espèces.

La première question que nous ayons dès lors à nous poser,

consiste donc à déterminer, parmi les dispositions diverses qu'affectent ces organes, celle que l'on doit considérer comme leur forme génératrice, comme le type fondamental qui, sous l'influence du travail vital, se modifie de manière à reproduire toutes les variétés que l'on remarque dans leur mode de conformation.

Cherchant d'abord à élucider ce point pour l'ovaire, dont les dimensions plus considérables et la présence plus constante chez ces animaux se prètent à une démonstration plus nette et plus générale, nous nous servirons de ces premières données pour établir ensuite cette même détermination en ce qui concerne l'organe testiculaire dont l'étude offre des conditions moins favorables. La conformité évidente que les deux éléments sexuels montrent dans leur structure nous autorisera d'ailleurs pleinement à conclure de l'un à l'autre.

Or, pour ce qui regarde l'ovaire, le type élémentaire de cette glande se trouve évidemment réalisé par le nucléus arrondi et indivis que nous présentent un grand nombre d'Infusoires. Les considérations suivantes viennent à l'appui de cette manière de voir :

1º Tous les Infusoires sans exception renferment, à une certaine époque de leur vie, c'est-à-dire pendant tout le jeune âge, un nucléus construit d'après le type que nous venons d'énoncer. Chez un certain nombre, ce type se transforme à mesure que l'individu se rapproche de l'âge adulte, mais chez beaucoup d'autres il conserve, même à cette période de l'existence, tous les caractères distinctifs du premier âge ;

2º Quelque différent que soit cet organe, chez l'animal parvenu au terme de son accroissement, de la forme qu'il présentait chez le jeune individu, qu'il ait pris l'aspect d'un cordon plus ou moins allongé ou celui d'un chapelet composé d'un nombre de grains variable, il n'en revient pas moins périodiquement à son type primitif, en parcourant une série de transformations récurrentes, toutes les fois que l'animal se reproduit par division spontanée, et son partage définitif entre les deux êtres nouveaux ne s'opère qu'après qu'il a subi, sous cette forme élémentaire, un remaniement total de toute sa masse plastique intérieure ;

3º Par un phénomène inverse, le nucléus ovoïde de beaucoup d'Infusoires adultes éprouve au temps de la reproduction sexuelle une suite de transformations progressives en vertu desquelles cet organe prend successivement les formes caractéristiques du nucléus des espèces précédentes, c'est-à-dire d'abord celle d'un cordon plus ou moins allongé, mais parfaitement continu dans toutes ses parties, puis bientôt celle d'un chapelet composé de grains plus ou moins nombreux et distincts;

4° Lorsque, après la reproduction et l'évacuation au dehors, sous la forme d'œufs fécondés, de tout le contenu de l'ovaire, une nouvelle glande génitale se reconstitue dans l'intérieur de l'animal, celle-ci, quelle que soit l'apparence qu'elle revêtira plus tard, commence toujours par se montrer sous la forme simple qui caractérise cet organe chez le jeune individu, c'est-à-dire sous celle d'une petite masse arrondie et indivise.

De ces quatre propositions, il en est une, la seconde, dont j'ai déjà fait l'objet d'un travail spécial (1). Quant aux trois autres, je dois me contenter de les présenter pour le moment comme faisant partie des résultats les mieux démontrés de mes recherches, leur développement devant trouver place dans la seconde partie de ce Mémoire.

Pour compléter la démonstration que je cherche à établir ici, il me reste à montrer comment le type primitif de l'organe sexuel femelle se modifie de manière à reproduire successivement tous les aspects variés sous lesquels il nous apparaît dans les différentes divisions de la classe.

Prenons, pour fixer les idées, trois espèces différentes appartenant à autant de familles distinctes, telles qu'une Paramécie, une Vorticelle et un Stentor, qui par leur ovaire nous représentent les trois formes les plus répandues de cette glande. D'après ce que nous avons dit plus haut, celle-ci offrait primitivement le même aspect chez tous ces animaux : celui d'une petite masse arrondie, placée dans la partie médiane du corps. Mais des différences ne tardent pas à s'y manifester avec les progrès de l'âge et à accuser de plus en plus le type particulier de chacun d'eux. Ces dissemblances deviennent surtout évidentes au moment qui correspond à leur entier déve-

---

(1) Voyez nos recherches sur le rôle des organes générateurs dans la division spontanée des Infusoires, *Journal de Physiologie*, t. III, p. 71-87.

loppement, et si, à cette époque, nous examinons ce qu'est devenu chez eux cet organe, nous remarquons que, chez la Vorticelle et le Stentor, sa conformation a subi, sous l'influence de l'accroissement général, des modifications qui non-seulement l'ont considérablement éloigné de son type primitif, mais ont aussi établi entre l'une et l'autre espèce des différences notables. Chez la première, la glande s'est graduellement allongée et transformée en un tube cylindrique qui conserve partout un calibre sensiblement égal et dans l'intérieur duquel la masse granuleuse ne présente aucune solution de continuité. Chez le Stentor, au contraire, cette masse s'est partagée par des dichotomies successives en un certain nombre de fragments secondaires dans l'intervalle desquels la membrane d'enveloppe ou paroi de l'ovaire apparaît vide et plus ou moins revenue sur elle-même. Enfin, dans la Paramécie également parvenue au terme de son accroissement, nous rencontrons un nucléus qui, sauf un volume plus considérable, n'a rien perdu de sa conformation première. Des modifications analogues à celles que nous observons dans les deux espèces précédentes ne commencent à s'y manifester qu'au moment où l'animal se reproduit, et cet organe traverse alors, à son tour, des phases successives semblables à celles qui ont amené la glande génitale de la Vorticelle et du Stentor à l'état où nous la rencontrons, plus ou moins longtemps avant la reproduction, dans les individus entièrement développés de ces deux derniers types.

On peut donc, au point de vue des transformations de leur glande sexuelle, se représenter les trois animaux que nous avons choisis pour exemples comme partant d'un même point initial, mais parcourant d'une manière très-inégale la série des modifications dont cette glande est le siége. Chez le Stentor, ces modifications se manifestent de bonne heure et paraissent, au moins en grande partie, être sous la dépendance du développement général de l'organisme, si bien qu'au terme de l'accroissement, les éléments ovulaires se sont déjà nettement délimités pour la plupart dans l'intérieur de l'organe qui les produit. Chez la Paramécie, au contraire, aucun travail organique n'a encore commencé, à ce moment, à agiter leur masse commune. Enfin, la Vorticelle nous présente une phase intermédiaire entre l'état de repos absolu de l'organe et le stade qui

marque la séparation réciproque plus ou moins complète de
ses éléments intérieurs.

En généralisant les faits qui précèdent, il résulte, en définitive, ainsi que j'ai essayé de l'établir, que les différences
d'aspect de l'organe générateur femelle dépendent essentiellement, chez les Infusoires, de son mode d'évolution et de
l'instant où les phénomènes ovogéniques se réveillent dans son
intérieur : tantôt cette époque coïncide avec le retour d'une
période de propagation sexuelle, et la glande reste inactive
jusque-là, comme cela a lieu dans les classes animales supérieures ; tantôt son type se modifie à un moment encore voisin
de la naissance, et parcourt, sous l'influence de l'accroissement général, plusieurs des phases successives de son évolution. Dans ce dernier cas, l'ovaire se trouve donc déjà plus ou
moins préparé au rôle qu'il doit remplir au temps de la reproduction, et le stade auquel il est parvenu à ce moment devient,
à son tour, le point de départ des développements ultérieurs
qui concourent à amener à maturité les éléments immédiats de
la propagation.

Après avoir ainsi fixé le type de l'organe générateur femelle
des Infusoires, nous aurions à répéter cette même démonstration relativement à l'organe générateur mâle, et à prouver que
celui-ci aussi commence par n'être dans le principe qu'un simple
petit globule homogène qui, par les progrès du développement,
se divise, à une époque variable de la vie de ces êtres, en un plus
ou moins grand nombre d'éléments secondaires distincts. Mais,
d'une part, la petitesse excessive de cet organe rend beaucoup
moins aisé que pour l'ovaire l'observation directe des phénomènes qui se passent dans son intérieur, et d'autre part, contrairement à ce qui a lieu pour celui-ci, la glande séminale ne
devient le plus ordinairement apparente que lorsque l'animal a
déjà acquis son entier accroissement. Cependant en se laissant
guider par l'identité presque complète que les deux éléments
sexuels offrent alors dans leurs dispositions les plus essentielles,
on arrivera à cette conclusion qu'ils ont dû parcourir dans leur
évolution des phases parallèles et semblables. Cette déduction
reçoit encore un plus grand caractère de probabilité par l'observation de certains phénomènes dont ces organes sont le
siége. C'est ainsi qu'en examinant plusieurs Infusoires qui
viennent de se reproduire avec le concours des sexes, et dans

l'intérieur desquels, comme nous le décrirons plus loin, les organes générateurs mâle et femelle sont en voie de se reconstituer avec leurs caractères premiers, on n'observe aucune différence essentielle dans le mode d'apparition de ceux-ci. L'un et l'autre se présentent au début avec les mêmes formes simples, pour parcourir ensuite des phases successives identiques (Pl. VIII, fig. 5, *a, b*). Tout permet donc de supposer que les choses ne se passent pas autrement dans les premiers temps de la vie.

Telles sont les considérations qui me semblent plaider en faveur de la thèse énoncée au commencement de ce paragraphe, à savoir, que toutes les variations de l'appareil reproducteur des Infusoires peuvent être ramenées à un type uniforme dont elles constituent les différents états d'évolution. Dans le développement de cette proposition, j'ai dû, pour ne pas anticiper sur des phénomènes dont l'étude détaillée doit faire l'objet d'une autre partie de ce travail, me contenter de présenter sous forme de conclusions plusieurs des faits importants sur lesquels s'appuie cette démonstration. L'exposition que je ferai, dans cette seconde partie, des changements que subit l'appareil reproducteur sous l'influence des fonctions sexuelles, permettra de saisir d'une manière beaucoup plus complète la loi qui préside à ses modifications dans la série des espèces. Ce sont ces dernières variations que je vais actuellement examiner, en me plaçant au point de vue développé dans les pages précédentes, c'est-à-dire en les considérant toutes comme des transformations successives d'un même type. Dans cet exposé, j'aurai principalement égard aux caractères présentés par l'ovaire comme étant beaucoup mieux appréciables que ceux du sexe opposé. Nous savons d'ailleurs, lorsque l'observation de ces derniers est possible, qu'ils reproduisent la plupart des dispositions essentielles de la glande génératrice femelle.

On se rappelle que dans nos généralités sur cette dernière glande, exposées dans les premiers paragraphes de ce travail, nous avons distingué à l'ovaire trois variétés de forme principales, qui sont également celles que la plupart des auteurs attribuent au nucléus. C'est en prenant cette division pour base que nous répartirons tous ces animaux en un égal nombre de groupes distincts, dont chacun correspondra à une de ces formes. Dans le premier, nous ferons entrer toutes les espèces caractérisées par la disposition la plus élémentaire que puisse affecter cet organe, c'est-à-dire celle d'une petite vésicule arrondie ou ovalaire, renfermant une masse homogène et indivise. C'est notre forme type; elle correspond au nucléus simple et ovoïde des auteurs. Le second groupe comprendra toutes celles chez lesquelles cette glande est plus ou moins allongée et tubuleuse, mais n'offre encore aucune division de sa masse intérieure. C'est la disposition ordinairement décrite sous le nom de nucléus rubanaire. Enfin, notre troisième division se composera des types nombreux d'Infusoires qui offrent un ovaire également allongé, mais formé de portions alternativement renflées et rétrécies, correspondant à une disposition semblable de son contenu granuleux. Cette catégorie renfermera, par conséquent, tous les représentants de cette classe auxquels les auteurs attribuent des nucléus multiples ou chez lesquels cet organe présente l'aspect fragmenté qui lui a valu la dénomination de nucléus en chapelet.

Chacune des trois variétés dominantes de l'ovaire, dont nous venons d'esquisser rapidement les traits généraux, est d'ailleurs elle-même susceptible d'un certain nombre de modifications secondaires portant sur la forme, les courbures, le volume, la situation et le nombre des éléments de cette glande. Il en est de même des relations qu'elles affectent avec l'élément unique ou les éléments multiples qui composent l'organe générateur mâle. Nous décrirons les plus importantes de ces dispositions. Mais il est bien entendu que dans cette distribution des Infusoires en plusieurs catégories d'après les caractères différentiels de leurs organes générateurs, nous n'avons d'autre but que de faciliter l'étude de ces différences en les ramenant toutes sous un certain nombre de chefs principaux, comme nous avons vu ceux-ci se rattacher eux-mêmes à une même forme fondamentale primitive. Il ne s'agit donc nullement ici d'une tentative pour introduire un nouveau principe de division dans la répartition méthodique de ces animaux, car, s'il est vrai, en thèse générale, que la disposition de l'appareil sexuel présente une assez grande uniformité dans quelques-uns des groupes les plus naturels de cette classe pour ajouter un trait de plus à la ressemblance mutuelle des êtres qui composent chacun d'eux, nous en voyons d'autres non moins nombreux et formés d'espèces offrant des affinités tout aussi

incontestables, chez lesquels cet appareil varie au contraire
considérablement, non-seulement d'un genre, mais aussi d'une
espèce à l'autre. Peut-être pourrait-on, utilisant ces différences
et à défaut de caractères d'une plus grande valeur, faire intervenir celles-ci dans la détermination de ces dernières subdivisions qui, comme on le sait, présente souvent des difficultés
assez grandes chez les Infusoires; mais toujours est-il qu'il
faut être très-circonspect dans l'appréciation de ces variations
comme caractère de classification, en raison des influences nombreuses qui, ainsi que nous l'avons vu plus haut, exercent une
action modificatrice profonde sur la forme de l'appareil reproducteur.

§ 1. *Espèces à ovaire ayant la forme d'une petite utricule arrondie
ou ovoïde, renfermant une masse vitelline indivise. — Testicule
(lorsqu'il existe) offrant une apparence semblable.*

Cette disposition est la plus simple que nous rencontrions
dans l'appareil reproducteur des Infusoires. Les animaux qui
la présentent se distinguent, en outre, par des formes extérieures généralement peu compliquées et par une réduction
également assez marquée de leurs autres systèmes organiques.
Dans cette catégorie viennent se ranger tous les vrais Paraméciens, comprenant les genres Colpode, Glaucome, Paramécie,
Cyclidie, Pleuronème, ainsi qu'un grand nombre d'autres
espèces appartenant aux genres et même aux familles les plus
variées. Tels sont, parmi les Trachéliens, les Nassules, les Chilodons, les Holophres, les Enchélys, certains Prorodons; dans
la famille des Bursariens, les genres Plagiotoma, Balantidium,
Leucophrys, Frontonia (*Bursaria leucas* Ehb.), Ophryoglena
(*B. flava* Ehb.), etc. (1).
Dans toutes ces espèces, l'ovaire a constamment la forme d'une

(1, Depuis la classification de M. Ehrenberg, des réformes importantes plus ou
moins heureuses ont été tentées dans la distribution méthodique des Infusoires
par MM. Dujardin, Perty, Stein, Claparède et Lachmann. Il en est résulté que, à
mesure que les cadres se sont transformés, la nomenclature s'est de plus en plus
compliquée et qu'une même espèce se trouve porter à la fois plusieurs noms différents. Pour éviter toute confusion à cet égard, nous nous sommes décidé, sauf
indication contraire, à adopter les dénominations dont MM. Claparède et Lachmann ont fait usage dans leurs *Études sur les Infusoires et les Rhizopodes*, et
nous avons cru aussi devoir accepter la majeure partie des familles telles qu'elles
ont été délimitées par ces auteurs.

petite vésicule ordinairement située dans la partie médiane du corps et exactement remplie par la masse granuleuse dans l'intérieur de laquelle se développent les corps ovulaires au temps de la reproduction sexuelle. Chez un certain nombre d'entre elles, l'ovaire porte sur un point de sa surface un petit corpuscule arrondi ou oblong, qui n'est autre que l'organe sexuel mâle ou le testicule (pl. IX, fig. 22) (1). Le diamètre de celui-ci égale souvent à peine la sixième ou même la huitième partie de la longueur du premier, cependant chez quelques espèces, notamment le *Paramecium bursaria*, ses dimensions sont un peu plus considérables et s'élèvent à près du tiers de la grandeur de l'ovaire. Ayant déjà eu l'occasion de décrire et de figurer les organes générateurs de cet animal dans un des premiers numéros de ce journal, je n'ai pas à m'y arrêter plus longtemps ici (2) et rappellerai seulement la situation qu'occupe le testicule dans une petite excavation au sommet de l'ovaire, et le développement des corpuscules bacillaires qui lui donnent l'aspect strié qu'on y observe pendant la division spontanée de l'animal. Je me suis expliqué plus haut sur la nature probable de ces corpuscules, qu'il faut se garder de confondre avec les éléments séminaux dont se remplit le même organe au temps de la reproduction sexuelle; mais il n'est pas sans intérêt de signaler encore, au sujet de cette espèce, quelques dispositions anormales que m'ont offert les organes générateurs chez un certain nombre d'exemplaires. Dans quelques cas, la masse granuleuse intérieure de l'ovaire était divisée transversalement par une section très-nette en deux portions qui demeuraient en contact ou n'étaient séparées que par un intervalle très-faible. D'autres individus m'ont offert deux ovaires bien développés, dont l'un occupait la place du testicule absent, ou paraissait résulter d'une transformation de celui-ci. Parfois enfin, c'était cette dernière glande qui existait en nombre double conjointement avec un ovaire bien conformé. Tous ces cas constituent évidemment de véritables monstruosités par duplicité d'organes, car j'ai à peine besoin de faire remarquer que je me suis soigneusement assuré qu'il ne s'agis-

(1) Voyez aussi t. III, pl. III, f. 6-8, les organes génitaux du *Paramecium aurelia*; f. 27, ceux du *Chilodon ornatus*; f. 28, du *Paramecium colpoda*; f. 30, du *Plagiotoma (Bursaria) lateritia*.

(2) Voyez le n° II (Avril 1858), p. 348, f. 2 et 3.

sait pas ici de phénomènes pouvant être attribués à une division spontanée. Une circonstance intéressante à noter, c'est que tous ces individus anormaux provenaient exclusivement de milieux presque putrides qui s'étaient transformés en de véritables infusions, et très-riches, par conséquent, en matériaux nutritifs. Aussi, comme cela a toujours lieu en pareil cas, l'espèce s'y était-elle multipliée d'une manière très-rapide et très-abondante par scission spontanée.

Chez le *Paramecium aurelia*, autre espèce appartenant au même genre, dont j'étudierai d'une manière détaillée, dans la deuxième partie de ce travail, les phénomènes de propagation, les organes génitaux n'apparaissent d'une manière distincte qu'après avoir été préalablement traités par l'acide acétique étendu. L'ovaire offre une consistance très-molle et loge dans une échancrure de sa surface un petit testicule pâle, arrondi, souvent difficile à apercevoir.

J'ai déjà fait connaître la constitution remarquable du nucléus du *Chilodon cucullulus* qui rappelle d'une manière si frappante une cellule ou un œuf avec toutes ses parties essentielles. Pour donner à chaque objet sa signification exacte, il faut admettre qu'il n'existe chez cet animal qu'un seul œuf, consistant en un vitellus contenant la vésicule et la tache germinatives et entouré d'une membrane qui représente, à elle seule, l'ovaire tout entier. Cette disposition offre quelque analogie avec celle que l'on observe dans l'œuf des Biphores agrégés (1). Sur le côté du nucléus, ordinairement vers la partie moyenne de son bord gauche, on aperçoit, chez les grands exemplaires, un petit globule brillant, bleuâtre, un peu plus volumineux que le corpuscule central du nucléus auquel M. de Siebold a donné le nom de nucléole, et qui pour nous est la tache germinative de l'œuf du Chilodon. Ce globule est le testicule de l'animal. Il mesure, en moyenne, $0^{mm}003$ chez les individus de grande taille, les dimensions de l'œuf étant de $0^{mm}032$ de long et $0^{mm}021$ de large (2).

(1) Krohn, Observations sur la génération et le développement des Biphores, *Annales des Sciences naturelles*, IIIe série, zool., t. VI, p. 110.

(2) Voici quelles sont, dans plusieurs autres espèces, les dimensions moyennes des organes génitaux chez des individus ayant atteint toute leur croissance : *Paramecium bursaria* : ovaire, long. $0^{mm}043$, larg. $0^{mm}014$; testicule, $0^{mm}014$; *P. aurelia* : ovaire, long. $0^{mm}050$, larg. $0^{mm}025$; testicule, $0^{mm}007$; *Nassula*

On trouve chez quelques Bursariens (*Frontonia, Ophryo-glena*) un petit corpuscule de même nature, tantôt simplement adjacent à l'ovaire, tantôt reçu, comme chez les Paramécies, dans une excavation circulaire plus ou moins profonde de ce dernier organe. Dans le *Prorodon teres*, le testicule a des dimensions relativement plus considérables que dans les espèces précédentes ; il est allongé, ovoïde, et offre une face extérieure convexe et une face intérieure aplatie par laquelle il adhère à la surface du nucléus. Une autre espèce du même genre, le *P. nivens*, se distingue de sa congénère par son ovaire qui a la forme d'un long cordon cylindrique diversement contourné. Cette différence d'aspect de l'organe femelle dans des types qui présentent d'ailleurs la plus grande ressemblance au point de vue de leurs autres caractères spécifiques, s'observe aussi dans les deux espèces jusqu'ici connues, qui composent le genre *Spirostomum* ; l'une, le *S. teres*, possède un nucléus qui rentre complétement dans la catégorie de formes que nous examinons ici, tandis que chez l'autre, le *S. ambiguum*, cet organe est construit sur le type dit en chapelet que nous examinerons plus bas. La première offre, en outre, cette particularité très-rare lorsqu'elle s'associe à un ovaire formé d'un simple élément ovoïde, d'avoir deux nucléoles enchâssés dans le nucléus, au lieu d'un seul comme cela est la règle dans toutes les espèces dont nous nous sommes occupé jusqu'à présent (pl. IX, fig. 2 et 3).

§ **2.** *Espèces à ovaire allongé, cylindrique et tubuleux, diversement recourbé ou flexueux, renfermant une masse vitelline non fragmentée. — Testicule comme dans les espèces précédentes.*

Ce mode de conformation de l'appareil générateur appartient, dans la série des types, à toute la famille des Euplotiens, à celle des Aspidisciens, à la plupart des Vorticelliens et enfin à quelques représentants d'autres familles où il n'apparaît que d'une manière exceptionnelle. Dans les deux premiers groupes, l'ovaire est presque toujours simplement recourbé en

flava : ovaire, 0mm02 ; *Ophryoglena flava* : ovaire, long. 0mm106, larg. 0mm079 ; *Plagiotoma lateritia* : ovaire, 0mm025 ; *Prorodon teres* : ovaire, long. 0mm054, larg. 0mm038 ; testicule, 0mm018 ; *Spirostomum teres* : ovaire, 0mm043.

fer à cheval, et sa convexité regarde tantôt directement à gauche (1), comme chez les *Euplotes*, tantôt en avant, comme chez les *Aspidisca*. Chez les Vorticelliens, cette glande présente des variations extrèmement nombreuses relativement à sa longueur, sa situation longitudinale ou transversale par rapport à l'axe du corps, au nombre et à la direction de ses courbures. Je renvoie, pour tous ces détails, aux figures que les auteurs donnent du nucléus des différentes espèces qui composent cette nombreuse famille (2). Parmi les autres groupes naturels, nous trouvons, chez les Trachéliens, le *Trachelius ovum* (3) et le *Prorodon niveus*, chez les Bursariens, le *Bursaria truncatella*, dont l'ovaire appartient au type que nous décrivons ici.

L'organe mâle ou le nucléole ne participe pas à la forme allongée et cylindrique du nucléus. Il conserve les mêmes caractères que dans les groupes décrits dans le paragraphe précédent, c'est-à-dire se montre constamment (du moins dans les espèces où il m'a été donné de l'apercevoir) comme un petit corpuscule globuleux ou oblong, libre ou plus ou moins engagé dans la substance de l'ovaire. Chez les *Euplotes*, il est généralement situé sur le bord gauche convexe de ce dernier organe, dans la moitié antérieure du corps (4). La taille toujours fort petite des *Aspidisca* ne m'a pas permis de le reconnaitre d'une manière précise dans ces espèces. Mais il n'en est pas de même des Vorticelliens, dont plusieurs m'ont offert un testicule très-apparent, plus ou moins libre ou incrusté à la surface de l'ovaire. J'ai donné dans le t. III de ce Journal (p. 80 et pl. III, fig. 17, 18, 19, *t.*), la description et la figure de cet organe chez les *Epistylis grandis* et *nutans*, et chez le *Carchesium polypinum*. Plus récemment, j'ai également réussi à l'apercevoir avec des caractères semblables chez l'*Epistylis digitalis* et le *Cothurnia imberbis*, vivant tous deux en parasites sur le *Cyclops quadricornis*. Dans la première de ces deux espèces, le testicule est logé, sous la forme d'un petit

(1) Pour déterminer la situation des différents points du corps, je suppose toujours l'animal vu par la face dorsale, ou face opposée à celle qui porte la bouche et très-souvent les organes locomoteurs, l'extrémité antérieure dirigée en avant, dans le sens de la progression la plus habituelle.

(2) Voyez aussi, dans le t. III de ce journal, la pl. III. fig. 17, 18, 19, *o*.

(3) *Ibid.*, pl. III, fig. 34.

(4) *Ibid.*, pl. IV, fig. 11, 12, 13, *t*.

grain rond et brillant, dans une dépression que présente, à son extrémité inférieure, le long ovaire flexueux de cette Epistylis. Chez la seconde, il est également arrondi, mais placé d'une manière moins constante, tantôt vers le sommet de la glande femelle, tantôt contre sa paroi latérale, où il est aussi reçu dans une échancrure de la surface.

Depuis mes observations sur les transformations singulières que subit l'ovaire des Infusoires pendant la scission spontanée de ces animaux, on sait qu'une des phases de ces transformations est caractérisée par l'aspect allongé, rubanaire, que prend cette glande, peu de temps avant le moment où elle se partage entre les deux nouveaux individus. A cet égard, le nucléus ovoïde et le nucléus moniliforme se comportent absolument de la même manière, et rappellent momentanément, sous cet aspect, la forme que cette glande présente chez les Vorticelliens et les autres types précédemment mentionnés. Ces modifications transitoires et purement physiologiques ont plus d'une fois été prises par les auteurs classificateurs pour des formes permanentes, et employées à ce titre dans la caractérisation de certaines espèces. C'est ainsi que, sous le nom de *Stentor Rœselii*, M. Ehrenberg décrit un Infusoire qui s'éloignerait de toutes les autres espèces du même genre par son *testicule* (ovaire) en forme de bande sinueuse très-longue et dépourvue d'articulations, tandis que chez les autres Stentors cette glande est ordinairement disposée en chapelet. A cette particularité se réduit même à peu près toute la différence que M. Ehrenberg établit entre cette espèce et celle à laquelle il a donné le nom de *St. Mülleri*. Or, d'après ce qui précède, il y a tout lieu de croire que cet auteur a considéré comme appartenant à un type spécial des individus de cette dernière espèce, dont les organes s'étaient modifiés sous l'influence du travail reproducteur. Cette présomption est confirmée par cette déclaration de M. Ehrenberg qu'il n'a jamais réussi à observer la scission spontanée chez le *St. Mülleri*. D'un autre côté, il suffit de jeter les yeux sur les quatre figures qu'il donne du *St. Rœselii*, pour s'assurer immédiatement que deux d'entre elles se rapportent à des exemplaires observés dans le moment de la division spontanée (1). Quant aux deux autres, il est pro-

____

(1) *Infusionsthierchen*, pl. XXIV, fig. II, 1, 4.

bable qu'elles concernent également des individus en voie de se partager, mais chez lesquels les signes extérieurs de ce mode de reproduction, et notamment l'existence de la crête ciliaire longitudinale qui en est le premier indice, n'ont pas été aperçus du célèbre micrographe. Cette crête ou premier vestige de la future couronne frontale de l'individu postérieur, que Trembley avait déjà si bien reconnue, dès 1744, dans sa belle description de la division spontanée des Stentors, est effectivement souvent assez difficile à distinguer au moment de son apparition, et comme celle-ci est bientôt suivie de changements importants dans la forme du nucléus, changements ayant pour premier effet la soudure de tous les grains de ce corps entre eux, et sa transformation en un cordon homogène et cylindrique, on s'explique aisément comment les deux figures en question ne portent que l'indication de ce dernier caractère. Cet exemple est donc une preuve de ce que nous avons dit précédemment de l'extrême circonspection qu'il faut toujours apporter dans l'appréciation des différences de forme des organes générateurs comme caractère d'espèce chez les Infusoires.

§ 3. *Espèces à ovaire allongé, droit ou flexueux, renfermant une masse vitelline divisée en deux ou un plus grand nombre de fragments distincts (ovaire bi ou multiloculaire). — Testicule composé d'un nombre ordinairement égal d'éléments accompagnant les fragments vitellins. Plus rarement un seul élément testiculaire.*

Dans le groupe précédent, nous avons vu l'ovaire affecter la forme d'un tube plus ou moins long, dans l'intérieur duquel la masse granuleuse s'étend sans interruption d'une extrémité à l'autre de l'organe. Si, au lieu de supposer cette masse également répartie dans toute la longueur du tube ovarique, nous la concevons divisée en un certain nombre de fragments qui se succèdent régulièrement dans son intérieur et dans l'intervalle desquels le calibre du tube présente des rétrécissements plus ou moins marqués, nous aurons une image exacte de la disposition que nous allons rencontrer dans toutes les espèces qui composent le groupe actuel. Cette disposition présente beaucoup de ressemblance avec celle que l'on observe dans les gaines ovigères d'un grand nombre d'Insectes.

Cette fragmentation du contenu de l'ovaire, dont le but physiologique est la séparation des œufs les uns des autres au moyen d'une division de la masse vitelline, n'a pas lieu à la même époque chez tous les Infusoires. Nous nous sommes expliqué plus haut sur les différences que ceux-ci présentent sous ce rapport. Nous avons vu que chez les uns, cette division s'opère au temps même de la reproduction, tandis que chez les autres elle précède de plus ou moins loin cette époque. C'est cette tendance à la segmentation anticipée du contenu de l'ovaire qui forme en effet le caractère distinctif général de tous les animaux du groupe que nous allons examiner.

Le testicule participe presque toujours à la fragmentation que nous venons de signaler dans la glande femelle. Il existe sous ce rapport une homologie presque complète entre les deux appareils sexuels. Nous avons déjà eu plus d'une occasion de rappeler cette conformité que l'on peut poursuivre jusque dans les derniers développements de ces organes. Du nombre, de la forme et de la disposition réciproque de leurs éléments constituants, résultent autant de conditions organiques différentes qui font varier extrêmement l'aspect général de l'appareil reproducteur.

La famille des Oxytrichines, réduite à ses principaux types ehrenbergiens : *Oxytricha*, *Stylonychia*, *Kerona* et *Urostyla*, nous offre cette disposition dans sa plus grande simplicité. Dans ces espèces, le contenu des deux glandes n'éprouve qu'une seule division binaire, et les deux fragments qui en résultent pour chacune d'elles se correspondent exactement d'un organe à l'autre. Dans l'ovaire, ces fragments sont placés l'un derrière l'autre, sous la forme de petits amas allongés suivant l'axe du corps et séparés par un intervalle qu'occupe seule la paroi membraneuse, et égal à une ou deux fois la longueur d'un de ces fragments. Ceux-ci ne sont autre chose que les deux nucléus que tous les auteurs attribuent à ces espèces et décrivent comme autant d'organes indépendants et séparés. Mais mes observations m'ont prouvé que ces corps sont, en réalité, placés sous une même enveloppe, et qu'ils sont, de plus, fréquemment réunis par une mince commissure formée par la substance transparente interposée aux granulations vitellines, dernière trace de leur mode de formation aux dépens d'une masse primitivement indivise. Cette commissure peut être aisément démontrée par la solution de carmin ammoniacal.

Mais il n'est pas aussi facile de s'assurer de l'existence d'une membrane continue autour des deux noyaux. On parvient bien, à l'aide de l'acide acétique, à déterminer le soulèvement de cette membrane à la surface de chacun de ces corps, et à la mettre ainsi en évidence dans les points où elle s'applique immédiatement sur eux, mais quant à sa portion intermédiaire aux deux nucléus, elle ne peut être isolée par le même moyen de la substance parenchymateuse molle ou demi-liquide au milieu de laquelle elle est plongée. L'extrême ténuité qu'elle présente dans cette partie de son étendue, et la facilité avec laquelle elle est dissoute par l'acide acétique même très-affaibli, ont été cause qu'aucun observateur n'a encore réussi jusqu'ici à l'apercevoir dans le point que nous signalons. Mais à l'aide de grossissements puissants et en employant des réactifs convenables, tels que la teinture d'iode étendue d'eau, je suis plus d'une fois parvenu à l'apercevoir sous la forme d'une bande claire, bordée de chaque côté d'une très-fine ligne obscure, allant d'un nucléus à l'autre (pl. VIII, fig. 6, A-D, *m*). Dans ces circonstances, il arrive quelquefois de voir ces deux corps se rapprocher l'un de l'autre par un mouvement brusque et simultané, dès que le réactif vient à agir sur eux. Cet effet, qui ne peut évidemment tenir qu'à la contraction subite d'une membrane réunissant les deux noyaux, constitue une preuve physiologique non moins convaincante de l'existence de cette dernière. Enfin d'autres faits tout aussi probants résultent des phénomènes qui sont du ressort de la division spontanée. Il me suffit de rappeler ici le mouvement progressif qui porte à la rencontre l'un de l'autre les deux nucléus et la membrane qu'à l'aide de l'acide acétique on parvient à isoler autour de la masse commune qu'ils forment par leur fusion, à un moment donné de ce mode de reproduction (1).

On observe assez fréquemment chez les Oxytrichines une disposition exceptionnelle dans le mode de segmentation du contenu de leur ovaire, disposition qui rappelle une anomalie de même nature que nous avons déjà signalée chez certaines Paramécies. Elle consiste en ce que chacun des deux fragments de cette glande se trouve lui-même partagé en deux portions secondaires semblables à celles que déterminerait une section

---

1) Voyez notre mémoire cité, p. 75, et pl. IV, fig. 8, *c, d, e*.

transversale, faite à l'aide d'un instrument tranchant, à une
hauteur variable de leur axe longitudinal. La totalité de la
masse ovarique se trouve par le fait divisée en quatre parties
réunies deux par deux. Vue obliquement par en haut, la surface de section circulaire de chaque nucléus offre la figure d'une
ellipse placée transversalement par rapport à la direction de ce
dernier. Cet effet de perspective a évidemment trompé M. Stein,
lorsqu'il conclut à l'existence d'une cavité elliptique transversale dans l'intérieur de chacun de ces corps (1). Rien n'est
plus facile d'ailleurs que de déterminer la séparation de leurs
deux portions, en faisant rouler les nucléus sous la lame de
verre qui recouvre la préparation. (Pl. VIII, f. 6, A, a.)

Mais cette quadruple division de la masse intra-ovarienne,
qui apparaît comme un pur accident dans la très-grande majorité des Oxytrichines, devient une condition permanente et
normale chez quelques-unes d'entre elles. M. Stein a effectivement décrit sous le nom d'*Onychodromus grandis* une espèce
nouvelle qui lui a servi à établir une division générique distincte
dont un des caractères les plus remarquables est l'existence de
quatre nucléus régulièrement alignés l'un derrière l'autre. Or,
pour passer de la disposition anormale précédemment décrite à
celle que nous observons chez cette espèce, il suffit de supposer
les quatre fragments réunis deux par deux qui constituent la
première disposition, placés à intervalles égaux sur une même
ligne longitudinale et s'arrondissant par les extrémités qui portent les surfaces aplaties par lesquelles se touchent les deux fragments d'une même paire. Ajoutons enfin que chacun des quatre
nucléus de cet animal est parfois lui-même divisé en deux moitiés par une section transversale, d'où résulte le partage de
la totalité de la masse nucléaire en huit parties égales. Tous
ces phénomènes sont, ainsi que nous le verrons, en connexion
intime avec les développements de l'appareil reproducteur et le
mécanisme de la formation des œufs dans toutes ces espèces.

Cette tendance à la division du contenu de la glande sexuelle
femelle se prononce à un bien plus haut degré encore dans
quelques autres types de la même famille. Chez un Infusoire
qui présente tous les caractères génériques des *Urostyla* et que
je crois être une espèce non encore dénommée, l'ovaire a la

____

(1) *Der Organismus der Infusionsthiere*, I. Abth., p. 142, 144, 172.

forme d'un très-long tube décrivant des circonvolutions nombreuses dans la cavité du corps, comme on peut s'en assurer par une multitude de petits amas granuleux brillants, arrondis ou oblongs, renfermés dans son intérieur, et qui, dans certains points du corps, sont disposés en séries régulières, tandis qu'ils sont répandus ailleurs sans ordre bien déterminé. Enfin, dans une autre espèce du même genre, l'*Urostyla grandis*, Ehrb., la division de la masse vitelline atteint ses dernières limites, au point qu'on n'y peut même plus reconnaître de fragments distincts, toute cette masse paraissant résoute en ses granulations élémentaires qui se confondent dans leur aspect avec les granulations du parenchyme et de la cavité digestive; aussi serait-on tenté, au premier abord, de considérer cet animal comme absolument dépourvu de nucléus, si on ne voyait apparaître ce corps à certaines époques déterminées de la vie (1).

(1) Cette impossibilité, du moins dans les conditions ordinaires, de constater l'existence d'un nucléus chez l'*Urostyla grandis* a également frappé M. Stein, car elle constitue un fait assez rare chez les Infusoires. Cependant, cet observateur a reconnu que ce corps devient périodiquement visible, c'est-à-dire toutes les fois que l'animal se multiplie par division spontanée; mais il suppose que, dans ces circonstances, un nouveau nucléus se forme chaque fois *ad hoc*, pour disparaître dès qu'il a cessé de jouer son rôle dans ce mode de reproduction. Je crois que l'on peut interpréter autrement l'observation, d'ailleurs si juste, du professeur de Prague, en admettant que cet organe subit simplement des phases pendant lesquelles il apparaît et disparaît alternativement aux regards. Voici comment, d'après mes observations personnelles, se succèdent ces différentes périodes : à un moment qui varie de une heure à une heure et demie avant la division effectuée, et alors que l'animal ne présente encore que la déformation caractéristique qui est le premier indice de ce mode de multiplication, les éléments nucléaires épars dans tous les points du corps deviennent le siège d'un travail obscur qu'il est impossible d'observer à son début, et qui a pour effet de concentrer graduellement tous ces éléments vers le centre de l'animal. Ceux-ci ne commencent à devenir visibles que lorsqu'ils se trouvent déjà rassemblés en ce point sous la forme d'une masse allongée, irrégulière, diversement repliée sur elle-même et offrant parfois un ou plusieurs prolongements latéraux (pl. VIII, fig. 17, B). Déjà on peut, au moyen de l'acide acétique, distinguer à cette masse, qui n'est autre chose que le nucléus observé par M. Stein, une membrane enveloppante et un contenu pâle, grisâtre, homogène ou parsemé de très-fines granulations, et ne tranchant que très-faiblement sur le parenchyme environnant. Cette partie contenue présente souvent à sa surface un grand nombre de stries longitudinales très-fines, que l'on prendrait volontiers pour les plis d'une seconde membrane, laquelle, au lieu de se soulever comme la première, serait demeurée appliquée à la surface du nucléus contracté et diminué de volume par l'effet du réactif. Cet aspect plissé peut être comparé à celui que présente le protoplasma des cellules végétales lorsqu'il s'est détaché de la paroi cellulaire sous l'influence de divers réactifs. On sait que c'est cette apparence qui a conduit le savant botaniste Hugo Mohl à admettre dans les cellules des plantes l'existence de deux membranes, dont la plus interne a donné lieu à la célèbre théorie de l'utricule primordiale. Mais, ce que l'on sait également, les

La disposition de l'appareil génital mâle présente, avons-nous dit, la plus grande analogie avec celle de l'appareil femelle. De même que nous avons vu celui-ci se composer essentiellement d'un plus ou moins grand nombre de dilatations (deux dans la majorité des cas) dans lesquelles se rassemblent, à l'exclusion des autres portions de l'organe, les éléments constituants des œufs, de même la glande mâle qui lui est annexée offre un nombre ordinairement égal, plus rarement double, de petites vésicules arrondies renfermant la masse plastique destinée à se transformer en corpuscules fécondateurs ou éléments séminaux. Lorsqu'il existe autant de ces vésicules que le tube ovarique présente de dilatations sur son trajet, chacune des premières correspond régulièrement à l'une des secondes et se trouve ordinairement placée vers le milieu du bord gauche de celle-ci. Ces conditions s'observent dans les genres suivants : *Oxytricha*, Ehrb., *Pleurotricha*, Stein, *Stichotricha*, Perty, *Uroleptus*, Ehrb., *Kerona*, Ehrb.,

observations de Pringsheim ont démontré qu'il n'en est réellement pas ainsi, et que cette prétendue utricule n'est autre chose que la couche externe (*Hautschicht*) du protoplasma, qui a pris l'apparence d'une membrane, par suite de l'augmentation de cohésion qu'y déterminent les substances employées comme réactifs. (*Bau und Bildung der Pflanzenzelle*, Berlin, 1854.) Tout porte à croire que nous avons affaire à un phénomène de même nature dans le cas dont il s'agit. Cet aspect strié du nucléus de l'*Urostyla grandis* a également été signalé par M. Stein, mais il avoue que la cause lui en est restée totalement obscure. (*Der Organismus der Infusionsthiere*, p. 199, pl. 13, fig. 10, *n*.) Revenons aux phénomènes qui se passent dans ce corps pendant la division de l'animal. A partir du moment que je viens de décrire, cet organe traverse exactement les mêmes phases que le nucléus des autres Infusoires pendant ce mode de reproduction. Je ne m'arrêterai pas à toutes ces transformations que les figures qui leur sont relatives suffisent d'ailleurs amplement à faire comprendre pl. VIII, fig. 17, A-E,. Je dirai seulement qu'après être resté stationnaire pendant quelques instants sous une forme rappelant plus ou moins celle représentée en E, le nucléus s'allonge bientôt de nouveau D, C,, en se divisant en fragments d'un volume progressivement décroissant, qui lui donnent l'aspect d'un long chapelet flexueux A, lequel se partage par moitié entre les deux nouveaux individus. Dans l'intérieur de ceux-ci, les grains qui composent chacune de ces moitiés continuent à se multiplier d'après le même mode, en même temps que le tube qui les renferme s'allonge en formant des sinuosités de plus en plus prononcées. Bientôt ces fragments sont tellement divisés et atténués, qu'ils cessent de former des amas visibles et se confondent entièrement avec les autres granulations de l'animal. Cet état persiste jusqu'à ce qu'une nouvelle période de fissiparité, en ramenant la même série de phénomènes, rende de nouveau démontrable l'existence du nucléus. En résumé, il est facile de voir que ces faits rentrent complètement dans l'ordre de ceux qui accompagnent la division de cet organe dans les autres Infusoires, et qu'ils ne se distinguent chez l'*Urostyla grandis* que par l'amplitude plus grande des mouvements qui s'y manifestent et les changements de forme plus profonds qui en sont la conséquence.

et chez la plupart des espèces du genre *Stylonychia*, Ehrb., (*St. pustulata, St. histrio*). Lorsque les éléments mâles existent en nombre double des éléments femelles, ils se groupent ordi-, nairement par paires vers les extrémités de ces derniers, disposition que l'on rencontre chez le *Stylonychia mytilus* (Pl. VIII fig. 2, *b*) et l'*Urostyla Weissei*, Stein, et que, pour employer les dénominations usitées, j'exprimerai en disant que ces espèces possèdent deux nucléus et quatre nucléoles adjacents.

Hors du temps de la reproduction, les organes de la génération ne subissent aucune modification dans leur situation respective. Cette harmonie n'est troublée que lorsque l'animal se multiplie par scission spontanée ou avec le concours des sexes, et l'on voit alors ces organes s'éloigner plus ou moins les uns des autres pour venir occuper les positions les plus variées dans l'intérieur du corps (pl. VIII, fig. 3) (1).

Pour terminer ce qui est relatif au système reproducteur des Oxytrichines, il me reste à signaler un détail de leur organisation extérieure que je crois devoir rattacher à ce système. Je veux parler d'une petite élévation linéaire, à concavité antérieure, étendue transversalement entre les deux bords ciliés du péristome, vers la partie moyenne de la fosse buccale (pl. VIII, fig. 4 et 5, *g*). Cette fosse se trouve partagée de la sorte en deux portions dont l'une, située en arrière de la ligne saillante, est bordée latéralement par les lèvres du péristome et se rétrécit postérieurement pour aboutir à la bouche, et dont l'autre, placée en avant de cette même ligne et sur un plan un peu inférieur à la portion précédente, s'étend jusqu'au bord antérieur de l'animal. Pour le dire ici tout de suite, cette saillie linéaire me paraît résulter de la réunion des deux lèvres d'une fente transversale, exactement fermée dans les conditions ordinaires, que je considère comme une ouverture génitale. Il est vrai que, quelque soin que j'aie apporté à cet examen, il m'a été impossible de constater l'existence d'un conduit destiné à mettre l'appareil reproducteur en communication avec le point que je regarde comme son orifice externe. Mais on sait combien, d'une manière générale, la constatation des parties membraneuses est difficile chez beau-

---

(1) Voyez aussi, pour ce qui concerne la reproduction par scission, t. III, pl. IV, fig. 1-8.

coup d'animaux inférieurs, notamment chez les Infusoires où elles se confondent à peu près complétement avec le parenchyme mou, presque diffluent, au milieu duquel elles sont plongées. Cet insuccès ne constitue donc pas une objection sérieuse contre l'interprétation que je cherche à faire prévaloir ici ; je lui opposerai d'ailleurs cette circonstance que c'est précisément par la région du corps qui présente le détail dont il s'agit, que s'établit l'adhérence des deux individus durant l'état d'accouplement, comme je le démontrerai en parlant de la reproduction. D'un autre côté, l'orifice que je signale ne peut être rattaché à aucun autre système organique, car les ouvertures d'entrée et de sortie du canal alimentaire et celle par laquelle s'introduit l'eau nécessaire à la respiration (pl. VIII, fig. 1, 2, 4, 5, *r*) sont aujourd'hui parfaitement bien déterminées chez la plupart de ces espèces.

De tous les auteurs qui se sont occupés de l'organisation des Oxytrichines, M. Stein est, à notre connaissance, le seul qui ait décrit et figuré cette ligne saillante, mais il ne hasarde aucune conjecture sur sa signification chez ces animaux (1). Ce n'est en effet qu'à l'aide d'une attention soutenue, et en employant des grossissements assez forts, que l'on parvient à apercevoir ce détail qui ne fait qu'un très-léger relief à la surface du corps. C'est surtout chez les plus grandes espèces, et notamment le *Stylonychia mytilus*, qu'on l'aperçoit avec le plus de précision, mais il ne paraît pas manquer non plus chez les autres types de la même famille. Cette particularité n'est d'ailleurs pas spéciale à ce groupe, car on rencontre chez plusieurs Infusoires appartenant à d'autres familles une conformation analogue qui paraît aussi se rattacher aux fonctions de reproduction : tels sont les Euplotiens qui s'accouplent comme les Oxytrichines par la superposition de cette région de leur corps. Enfin, nous rencontrerons bientôt d'autres faits tellement précis qu'ils dissiperont jusqu'aux derniers doutes que l'on pourrait encore conserver touchant l'existence d'une ouverture génitale spéciale chez un certain nombre de types d'Infu-. soires.

Parmi les espèces nombreuses qui composent la famille des Trachéliens, telle qu'elle a été délimitée par MM. Claparède et

____

(1) Ouvrage cité, p. 148, et pl. VI, f. 1, d. f. 3.

Lachmann, nous en trouvons plusieurs dont l'ovaire présente une disposition très-voisine de celle que nous venons d'étudier chez les Oxytrichines. Elles appartiennent pour la plupart aux genres *Amphileptus* et *Loxophyllum*. Ici, comme dans la famille précédente, cette glande est formée de deux grains ordinairement arrondis, situés tout près l'un de l'autre dans la partie renflée du corps, et renfermés, comme à l'ordinaire, sous une enveloppe commune qui représente la tunique propre de l'ovaire. Chez le *Loxophyllum fasciola*, chacun de ces grains laisse apercevoir dans son milieu un petit cercle transparent portant à son centre une petite tache opaque, disposition qui rappelle celle que j'ai déjà signalée dans le nucléus du *Chilodon cucullulus*. Cependant dans la plupart des Trachéliens, la glande ovigène rentre dans l'un des types précédemment décrits, c'est-à-dire se présente tantôt sous la forme ramassée que nous avons observée chez les Paraméciens, tantôt affecte la disposition rubanée qui est la règle chez les Vorticelliens et les Euplotiens (*Prorodon niveus*, *Trachelius ovum*, etc.); d'autres fois enfin, elle revêt l'apparence de chapelet que nous décrirons bientôt chez d'autres Infusoires.

Quant à l'organe mâle de ces espèces, il offre dans toutes celles où j'ai réussi à le découvrir (*Trachelius ovum*, *Amphileptus meleagris* et *anas*, *Loxophyllum fasciola*, etc.,) beaucoup plus de fixité que l'élément femelle. Sa forme est toujours celle d'un petit corpuscule globuleux ou ovoïde adhérent à la membrane du nucléus ou situé dans l'intervalle des deux grains qui composent le double noyau de certaines espèces (1). Chez le *Lacrymaria olor*, il est presque entièrement caché dans une fossette que l'ovaire présente dans son milieu, au niveau d'un sillon transversal assez profond, qui constitue un caractère de transition entre le nucléus indivis et celui dont la masse interne s'est fragmentée en deux portions secondaires (2).

Un des Infusoires les plus remarquables de tout ce groupe est le *Trachelius ovum*, espèce déjà célèbre par l'évidence avec laquelle, d'après M. Ehrenberg, elle laisse apercevoir le canal intestinal ramifié dont cet auteur avait fait le trait principal de tous ses Polygastriques. Cette opinion est aussi celle de plusieurs

1. Voyez t. III, pl. III, fig. 35 et 36.
2. *Ibid.*, f. 37.

naturalistes qui se sont plus récemment occupés de l'organisation de ces animaux et qui, tout en se refusant à admettre ce mode de conformation de l'appareil digestif comme caractère général de la classe, croient néanmoins devoir faire à cet égard une exception en faveur de cette Trachélie et d'un petit nombre d'autres Infusoires (1). Mais ce n'est pas seulement au point de vue de la disposition de son canal alimentaire que l'espèce dont il s'agit présente de l'intérêt; son système reproducteur offre aussi certaines particularités qui méritent au plus haut degré de fixer l'attention et qui jettent une vive lumière sur ce point de l'organisation et des fonctions des Infusoires.

Indépendamment de la bouche, qui est située vers la partie moyenne du corps (pl. IX, fig. 18, *e*), et dont la position réelle n'a été reconnue que par M. Gegenbaur (2), on observe chez le *Trachelius ovum* une deuxième ouverture placée sur un point plus antérieur, un peu au-dessous de l'insertion de l'appendice en forme de trompe ou de cou qui prolonge le corps en avant (fig. 18, *g*). Cette ouverture est entourée d'une sorte d'anneau aplati formé par une substance finement granuleuse, assez compacte et réfringente (fig. 20, *k*). De nombreux prolongements ramifiés partent du bord externe de cet anneau et vont se perdre dans la substance, comparable au parenchyme des autres Infusoires, qui forme le revêtement intérieur de la paroi du corps (fig. 20).

La cuticule ne s'étend pas au-dessus de l'anneau granuleux, mais s'arrête au pourtour de celui-ci, en y présentant une multitude de stries radiées très-fines formées par les sillons qui donnent insertion aux cils vibratiles et qui ont abandonné leur direction parallèle et longitudinale pour venir s'infléchir de tous les côtés autour du bord externe de cet anneau (fig. 19 et 20). Toute cette région est en outre garnie de cils nombreux, agités de mouvements continuels, et beaucoup plus longs que ceux qui revêtent les autres parties du corps.

L'anneau précédent est contractile et joue à l'égard de l'ouverture qu'il circonscrit le rôle d'un véritable sphincter. On

(1) Gegenbaur, *Bemerkungen über* Trachelius ovum (Müller's *Archiv*, 1857, p. 309). — Claparède et Lachmann, *Études sur les Infusoires*, p. 346. — Lieberkühn, *ibid.*

(2) *Loc. cit.*, p. 310. — Quant à l'ouverture à laquelle M. Ehrenberg donne la même signification, on verra bientôt que ses usages sont tout différents.

observe en effet, chez un même animal, de nombreuses variations dans le diamètre de cette ouverture. Pendant sa dilatation, on remarque que la substance qui forme la masse du sphincter se retire graduellement vers le parenchyme environnant avec lequel elle se confond même presque complétement lorsque l'ouverture a atteint toute la largeur dont elle est susceptible (fig. 19, *g*). Dans l'état de contraction extrême, le sphincter prend la forme d'une sorte de disque, au centre duquel l'ouverture précédente n'est plus indiquée que par une légère dépression. Quelquefois, au lieu d'un seul orifice central, on y en observe deux ou trois plus petits et de grandeur variable. Ces derniers se produisent toutes les fois que, pendant la dilatation, les bords opposés de l'ouverture restent agglutinés entre eux dans un ou plusieurs points de leur étendue.

L'ouverture que je viens de décrire n'a de commun que la position avec celle que M. Ehrenberg considérait comme la bouche du *Trachelius ovum*. Cette opinion est également celle de la plupart des successeurs de ce naturaliste (1). M. Gegenbaur seul en donne une interprétation différente et la croit destinée à l'introduction de l'eau qui baigne les grandes vacuoles de la cavité du corps. Aucune de ces deux manières de voir ne me paraît conforme à la vérité. Si l'on y regarde d'un peu plus près, on remarque, en effet, que l'ouverture dont il s'agit n'est autre chose que l'embouchure d'un canal en entonnoir librement suspendu dans la cavité du corps qu'il traverse obliquement de haut en bas, en se dirigeant vers la paroi opposée contre laquelle est appliqué l'ovaire (fig. 18). Arrivé en ce point, ce canal s'évase largement autour de cette dernière glande et se perd dans une masse de substance amorphe, résultant d'une accumulation du parenchyme, qui enveloppe complétement l'ovaire et envoie de nombreux prolongements dans le réseau trabéculaire intérieur. Des filaments de la même substance, émanés du voisinage de l'orifice externe, après

(1) MM. Claparède, Lieberkühn, Lachmann, Stein. Aucun de ces observateurs, à l'exception de M. Stein, ne paraît avoir aperçu l'orifice que je considère comme la bouche de cette Trachélie, mais cet auteur le met en relation avec les fonctions de respiration, et professe, par conséquent, une opinion précisément inverse de celle que M. Gegenbaur s'est formée sur les usages des deux ouvertures de cet Infusoire.

s'être diversement entre-croisés, se réunissent pour constituer à ce conduit une gaîne destinée à le renforcer et le sou-
tenir jusqu'à sa terminaison à l'ovaire (fig. 18 et 19). La
paroi du conduit présente, surtout dans sa partie la plus
évasée, une apparence finement striée qui rappelle, mais
d'une manière beaucoup plus délicate, les baguettes qui garnissent la bouche en forme de nasse de certains Infusoires
(fig. 19, *g*). Cet aspect résulte-t-il réellement d'organes de
cette nature destinés à donner de la rigidité à la paroi, ou
n'est-il dû qu'à de simples plis longitudinaux de celle-ci, c'est
là un point qu'il n'a pas été possible de déterminer. Une observation plus précise est la faculté que possède le conduit de
changer de calibre, surtout dans la partie élargie en entonnoir qui fait immédiatement suite à l'ouverture extérieure.
Ces variations ont également été signalées par M. Gegenbaur,
mais cet auteur dit n'avoir jamais pu constater de changements semblables dans le diamètre de l'orifice lui-même. Pour
ma part, j'ai assez fréquemment observé que chacune de ces
parties était susceptible de se dilater ou de se contracter, soit
simultanément, soit d'une manière indépendante l'une de
l'autre. Je ne puis non plus partager l'opinion de ce naturaliste en ce qui concerne l'existence d'un orifice situé vers
l'extrémité interne du canal et mettant celui-ci en communication avec la cavité du corps. Cet orifice, auquel M. Gegenbaur attribue la forme d'une fente allongée, serait destiné
à verser dans cette dernière cavité l'eau puisée au dehors par
l'ouverture externe. Il est à croire que ce savant distingué
aura été induit en erreur par un des plis nombreux que présente la paroi du canal vers sa terminaison à la glande
sexuelle femelle.

Les connexions bien évidentes qui existent entre le conduit
que je viens de décrire et l'appareil générateur m'avaient depuis assez longtemps porté à considérer le premier comme le
conduit excréteur de cet appareil chez le *Trachelius ovum*.
Cependant, cette interprétation ne reçut sa confirmation certaine que du jour où je fis la découverte de plusieurs exemplaires de cette espèce en état d'accouplement réciproque,
et je pus effectivement constater alors que la réunion des
deux individus d'une même paire était précisément déterminée par l'intermédiaire des bords de l'orifice que je supposais

destiné à fonctionner comme une ouverture génitale. Cette
réunion était si solidement établie à l'aide de l'agglutination
réciproque de ces bords, chez les deux individus accouplés,
que les mouvements même les plus énergiques de ceux-ci ne
parvenaient pas à rompre leur adhérence mutuelle.

Cette observation importante, que je fis alors pour la première fois, d'une ouverture spécialement désignée. chez les
Infusoires, pour établir la communication sexuelle dans l'acte
de la fécondation, m'engagea à soumettre à une révision
attentive, à ce point de vue, la plupart des autres espèces de
la même classe. J'ai déjà fait connaître quelques-uns des résultats auxquels me conduisit cet examen, mais ce n'est qu'au
moment où je traiterai des phénomènes de la reproduction,
que je me propose de revenir avec détail sur l'ensemble de ces
faits (1).

Il me reste, avant de terminer ce qui est relatif aux modifications de l'appareil reproducteur, à parler d'une dernière
forme que cet appareil nous offre à considérer et qui ne constitue qu'un degré plus avancé de la disposition observée chez
les espèces décrites en dernier lieu. Déjà nous avions constaté
chez quelques-unes de celles-ci une tendance beaucoup plus
marquée à la fragmentation du contenu des organes générateurs que cela n'a généralement lieu dans la majorité de ces
espèces, tendance qui se révélait tantôt comme un état normal,
bien qu'assez rare, tantôt comme une simple variation indivi-
duelle. Or, dans les quelques types qu'il nous reste à examiner,
nous observons, au contraire, cette tendance à l'état de règle.
Il en résulte un mode de conformation qui a fait justement
comparer le nucléus à un chapelet. Parmi les Infusoires qui
présentent cette disposition figurent quelques Trachéliens qui,
pour la plupart, appartiennent à des genres dont les organes
génitaux offrent l'une des formes que nous avons précédemment
examinées; ce sont les espèces suivantes : *Loxodes rostrum*,
Amphileptus cygnus et *meleagris*, *Loxophyllum meleagris*. Le
nombre des grains du nucléus ne s'y élève souvent pas à moins
de vingt ou trente, dans les exemplaires qui ont atteint toute
leur croissance, et chez la plupart aussi il est facile de s'assurer

1, A ce moment aussi je dirai comment j'avais été conduit, dans mes premières
observations, à supposer que c'était par l'intermédiaire des deux bouches juxtaposées durant l'état d'accouplement que s'opérait la fécondation chez ces animaux.

que ces grains sont logés à l'intérieur d'un tube membraneux partout continu. La première espèce paraît seule faire exception sous ce dernier rapport, et bien que ces grains soient disposés en une ou deux rangées longitudinales dans l'intérieur du corps, c'est en vain que j'ai cherché à constater l'existence d'une membrane servant à les relier les uns aux autres.

Mais c'est surtout dans le genre *Stentor* que cette disposition devient caractéristique. Depuis le grain ovoïde unique qui représente l'ovaire de ces animaux dans le jeune âge, jusqu'aux quatorze ou quinze divisions et davantage qui composent le même organe chez les individus parvenus à l'état adulte, on observe tous les intermédiaires possibles dans le nombre de ces divisions (1). Chez le *Spirostomum ambiguum* et le *Kondylostoma patens*, autres espèces appartenant à la famille des Bursariens et voisines des Stentors, les grains ovariques sont encore plus multipliés que chez ces derniers, et forment, par leur ensemble, un long cordon qui, suivant que ses divisions sont plus ou moins nettement indiquées, présente tantôt un aspect simplement noueux, tantôt celui d'un chapelet flexueux composé de trente à quarante grains et au delà, s'étendant sans interruption dans toute la longueur du corps (2).

Quant aux organes génitaux mâles de ces dernières espèces, ils ne deviennent apparents qu'au temps de la reproduction. Ce sont de petits corpuscules arrondis entremêlés irrégulièrement, et en plus ou moins grand nombre, aux éléments de l'ovaire, comme chez les Stentors (pl. IX, f. 11, *b*), ou formant une série régulière sur l'un des côtés de ce dernier organe dont chacune des divisions reçoit dans une petite dépression superficielle le corpuscule testiculaire qui lui correspond. C'est cette dernière disposition que j'ai représentée (pl. IX, fig. 7) chez le *Spirostomum ambiguum*.

(1) T. III, pl. III, fig. 12, *o*.
(2) *Ibid.*, pl. IV, fig. 19, *o*.

DEUXIÈME PARTIE.

I. DE LA PROPAGATION DES INFUSOIRES PAR GÉNÉRATION SEXUELLE.

Parmi les conditions variées auxquelles la faculté de propagation sexuelle se trouve assujettie chez les animaux en général, les unes reconnaissent essentiellement pour cause les progrès du développement organique et exigent que, pour se reproduire, l'animal ait atteint un certain degré de son accroissement caractérisé par un état de maturité convenable de ses organes générateurs : les autres dérivent des modifications particulières qui surviennent dans le milieu ambiant, et qui sont propres à réveiller l'activité de ces organes. Or toutes ces conditions se trouvent également réunies chez les êtres inférieurs qui font le sujet de ces études. Dans la première partie de ce travail j'ai examiné les formes variées que l'appareil reproducteur affecte dans les différents types de cette classe, chez les individus parvenus à l'âge de propagation. Je chercherai bientôt à apprécier l'ensemble des circonstances extérieures qui agissent sur ces animalcules et provoquent la manifestation de leurs phénomènes sexuels. Pour ne citer ici que celle de ces influences qui paraît surtout agissante dans la production de ces phénomènes, je signalerai le rapport de ces derniers avec le retour périodique des saisons et les variations de la température, d'où il suit que les Infusoires, comme un grand nombre d'autres espèces animales, ont des époques dans l'année où ils sont exclusivement aptes à se propager par les fonctions sexuelles et en dehors desquelles leur multiplication cesse d'avoir lieu (1), ou ne s'effectue que d'après l'un des modes qui constituent leur reproduction généagénétique, savoir le bourgeonnement et la division spontanée. Mais pour subir ces alternatives dans leurs phénomènes de multiplication, il est essentiel que ces animalcules demeurent soumis aux influences qui agissent normalement sur eux dans les milieux où la nature les a placés; aussi observe-t-on, sous l'empire de certaines conditions particulières, une modification dans les fonc-

---

1. Notamment dans l'état dit d'enkystement.

tions reproductrices qui, suivant les cas, se traduit tantôt par le développement plus grand qu'un de leurs différents moyens de propagation acquiert aux dépens des autres, tantôt par l'abolition complète de la faculté de produire des générations nouvelles. Je me contente pour le moment d'indiquer les différences qui résultent de ces actions de milieu, me proposant de revenir avec détail sur cette question dans la suite de ce travail. Prouvons d'abord que la conformité que je viens de signaler entre les Infusoires et les autres espèces animales, relativement à leur aptitude à se propager par les fonctions sexuelles, se retrouve aussi dans chacun des actes essentiels qui caractérisent ce mode de reproduction.

La formation des couples par le rapprochement des sexes étant le premier phénomène apparent que ces animalcules offrent pendant leur reproduction, et l'apparition d'éléments sexuels bien développés, principalement des éléments mâles, dans l'intérieur de leur appareil générateur, étant toujours elle-même consécutive à ce rapprochement, j'aurai, pour suivre l'ordre naturel des phénomènes, à m'occuper d'abord des moyens qui préparent la rencontre de ces éléments et assurent la fécondation qui en est le résultat. Je saisirai cette occasion pour compléter les indications renfermées dans la première partie de ce travail touchant l'existence d'une communication de l'appareil sexuel avec l'extérieur, et pour présenter l'ensemble de mes recherches sur ce sujet. Ces faits compléteront tout ce qui concerne la description de cet appareil envisagé à l'état de repos, et je n'aurai plus, pour terminer ce qui est relatif à son histoire, qu'à étudier ses développements sous l'influence des fonctions reproductrices, et à justifier par l'examen de ses produits le rôle que j'ai assigné à chacune de ses parties.

§ 1. *Du mode de fécondation des Infusoires et de l'ouverture externe de l'appareil reproducteur.*

Les faits par lesquels je vais aborder l'étude des phénomènes de propagation de ces animalcules ont reçu de tous les naturalistes et physiologistes de notre époque une interprétation entièrement différente de celle que je leur assigne ici. Tous les auteurs, en effet, s'accordent à ne voir qu'une fissiparité longitudinale dans l'état que je démontrerai résulter de la réunion sexuelle de deux individus et admettent, par suite, que la plupart des espèces de cette classe peuvent se multiplier indifféremment par division transversale et par division longitudinale. La faveur avec laquelle cette opinion, si peu conforme à l'état réel des choses, est généralement acceptée dans la science où elle passe depuis longtemps pour une des mieux avérées concernant la multiplication de ces animalcules, m'engage à traiter avec détail ce point de leurs phénomènes de reproduction. Pour restituer à ceux-ci leur signification véritable, il me suffira de montrer, par l'exposé pur et simple des faits, que les Infusoires s'accouplent pour la fécondation comme la plupart des autres espèces animales, et d'indiquer les particularités que l'on observe sous ce rapport chez les principaux types de cette classe. En traçant, dans un autre paragraphe, le parallèle entre la reproduction fissipare et la génération sexuelle, je ferai connaître les différences essentielles qui séparent ces deux modes de reproduction, envisagés principalement au point de vue des modifications qu'ils déterminent dans l'appareil sexuel.

Nous avons vu que l'hermaphrodisme est la règle chez les Infusoires; cependant ces animalcules ne sont pas conformés de manière à pouvoir se féconder individuellement, comme le sont plusieurs animaux appartenant à d'autres embranchements inférieurs, tels qu'un grand nombre de mollusques acéphales. Leur mode de fécondation les rapproche plutôt de certains gastéropodes et de vers qui, tout en ayant les sexes réunis sur un même animal, ont besoin de la coopération d'un second individu pour produire des germes féconds. Mais tandis que ces dernières espèces sont en général pourvues d'organes copulateurs bien développés, destinés à l'intromission de la liqueur prolifique dans les voies génitales femelles, les Infusoires en sont totalement privés, et pour suppléer à cette absence et assurer les résultats de cette fécondation interne, la nature a dû recourir à d'autres moyens que nous allons actuellement examiner.

D'une manière générale, on peut dire que chez la très-grande majorité de ces animaux la fécondation s'opère par le rapprochement, suivi de l'adhérence intime qui s'établit entre deux individus dans une région particulière du corps qu'il est facile de retrouver sinon avec des caractères toujours identiques, du

moins fort analogues chez un grand nombre d'espèces. Pour
arriver à déterminer ce point de leur surface, il est nécessaire
que nous entrions dans quelques détails sur l'organisation
extérieure de ces êtres.

On peut diviser tous les Infusoires en deux grandes catégories, suivant la position que la bouche occupe chez ces animalcules. Chez les uns, elle est située à l'extrémité antérieure du
corps et dans la direction de son axe longitudinal; chez les
autres, qui forment la grande majorité, cet orifice est placé
en dehors de l'axe, sur l'un des côtés du corps et ordinairement dans sa moitié antérieure. Examinons d'abord les
particularités que l'on observe dans ce dernier cas. Très-fré-
quemment l'entrée du canal alimentaire occupe alors la partie la plus reculée d'une dépression creusée longitudinalement
à la surface du corps et dont l'un des bords, quelquefois tous
les deux, est garni d'une rangée de cils plus ou moins développés, destinés à entretenir dans l'eau un tourbillon qui amène
les particules alimentaires vers l'entrée de la cavité digestive.
De nombreuses modifications s'observent, suivant les espèces,
dans la configuration de cette dépression. Ainsi, chez les Stylo-
nichies, les Oxytriques, et la plupart des autres genres de la
même famille, comme aussi chez plusieurs Paramécies, elle
affecte la forme d'un demi-canal triangulaire, largement évasé
dans sa portion antérieure, et rétréci postérieurement dans le
point où se trouve placée la bouche. Dans d'autres espèces, telles
que les Spirostomes, les Plagiotomes, etc., elle peut être comparée à une gouttière étroite qui s'étend depuis le sommet du
corps jusqu'à l'orifice buccal dans l'intérieur duquel elle s'en-
fonce en décrivant une spirale avec la rangée de cils qui garnissent l'un de ses bords. Outre ces dispositions principales, la
dépression précédente présente un grand nombre de formes intermédiaires sur lesquelles il est inutile d'insister ici. Cependant
je signalerai encore la position particulière qu'elle affecte chez
les Vorticelliens et les Stentors, où, au lieu d'être située, comme
chez les autres Infusoires, longitudinalement sur le côté du corps
et, par conséquent, parallèlement à son axe, elle occupe, au
contraire, une situation perpendiculaire à l'axe au sommet
de l'animal et constitue la paroi qui limite de ce côté le corps
en forme d'urne ou de cornet de ces dernières espèces. Cette
paroi reproduit en effet tous les caractères essentiels de la fosse

buccale des Oxytrichines et des autres Infusoires, à cette différence près que son fond forme une sorte de plateau mobile,
qui constitue ce que l'on a nommé le disque dans ces espèces
et susceptible de s'élever ou de s'abaisser plus ou moins, grâce
au pédoncule contractile qui le supporte.

Si maintenant nous examinons la manière dont l'accouplement s'effectue chez les animaux qui offrent le précédent mode
de conformation, nous remarquerons qu'ils se placent toujours
parallèlement l'un à l'autre en s'accolant par la région dépri-
mée placée au-devant de la bouche. Lorsque, comme cela
s'observe chez quelques Paramécies, cette région occupe une
grande étendue de la face ventrale qui est elle-même profon-
dément échancrée, les deux individus se reçoivent mutuellement dans cette excavation, en se tenant comme embrassés par
les bords latéraux de leurs corps (pl. VII, fig. 1). Lorsque, au
contraire, la dépression buccale n'existe que sous forme d'une
simple petite fossette ou d'un sillon étroit et superficiel, leur
contact ne s'établit que dans l'espace occupé par cette fossette
ou ce sillon, et ils demeurent libres sur tout le reste de leur
surface. L'exsudation d'une substance glutineuse au point de
contact des deux animaux sert à consolider leur adhérence en
les soudant intimement l'un à l'autre; aussi leur séparation pré-
maturée est-elle complètement impossible, malgré les tiraille-
ments parfois fort énergiques que, dans certaines circonstances,
ils exercent l'un sur l'autre.

Après avoir constaté chez un grand nombre d'espèces le rôle
important que la dépression buccale semble jouer pendant
l'accouplement, je fus conduit de bonne heure à rechercher
dans cette région l'existence d'une ouverture en communication avec l'appareil sexuel et dont l'abouchement réciproque
chez les deux individus accouplés permettrait à ceux-ci d'échan-
ger leurs éléments fécondateurs. Malgré le soin tout particulier que j'ai apporté à examiner sous ce rapport un grand
nombre d'Infusoires appartenant aux genres les plus variés et
observés tant à l'état d'isolement que pendant la réunion
sexuelle, il me fut longtemps impossible de rien découvrir de
semblable; mais dans le cours de ces recherches, j'avais été
frappé, chez un certain nombre de ces animalcules, de la
position particulière qu'affectent les bouches dans l'état d'accouplement. Fort souvent, en effet, ces orifices se trouvaient

non-seulement exactement en regard, mais parfois même étroitement appliqués l'un sur l'autre, en sorte que je me demandais si, dans cette circonstance, ils ne remplissaient pas temporairement les fonctions de l'ouverture sexuelle dont j'avais inutilement jusque-là recherché l'existence. Je fus d'autant plus confirmé dans cette supposition, que plus d'une fois j'avais cru remarquer qu'une des capsules séminales résultant du développement de la glande mâle se trouvait plus ou moins engagée dans la cavité buccale de l'un des individus et comme prête à passer de celui-ci dans l'intérieur de son congénère en franchissant les bouches juxtaposées des deux Infusoires conjugués. De cette observation j'avais même cru pouvoir conclure que ces animalcules se fécondaient à la faveur d'un échange de leurs éléments spermatiques avant l'entière maturité de ces derniers qui n'atteignaient ainsi le terme de leur développement que dans l'intérieur de l'animal auquel ils avaient été transmis.

Cependant les recherches nouvelles auxquelles je me suis livré sur ce sujet, depuis la publication du Mémoire où les vues précédentes se trouvaient consignées (1), m'ont conduit à d'autres résultats qui rappellent davantage le mode suivant lequel la fécondation s'opère dans la généralité des autres classes du règne animal.

Je ne reviendrai pas ici sur ce que j'ai dit dans la première partie de ce Mémoire relativement à l'existence d'un canal excréteur spécial (ou du moins d'un orifice que l'on peut considérer comme son ouverture extérieure) annexé à l'appareil générateur d'un certain nombre d'Infusoires. Aux faits précédemment exposés j'ajouterai les suivants : En observant à des grossissements suffisants (de 7 à 800 fois) et avec un éclairage convenable les organes génitaux du *Paramecium aurelia*, sur des exemplaires qui se trouvaient en état d'accouplement et que j'avais préalablement traités par un mélange très-étendu d'acide acétique et de teinture aqueuse d'iode, j'ai pu constater que non-seulement l'ovaire, mais aussi le testicule était pourvu d'un conduit excréteur particulier, dont j'ai pu suivre le trajet depuis son insertion à la glande jusqu'à un point situé au-dessus de la bouche, vers l'extrémité

____

(1) *Comptes rendus de l'Acad. des sciences*, t. XLVI, 1858, p. 628.

postérieure de la fosse buccale (pl. VII, fig. 2 et 3 *c. d.*) Cependant je n'ai pu parvenir à déterminer d'une manière précise si ces canaux viennent s'ouvrir séparément à l'extérieur ou après s'être réunis en un tronc unique pour former un cloaque génital. Je n'ai pas mieux réussi dans mes tentatives pour éclaircir ce point par l'inspection extérieure du corps. Dès lors il me parut extrêmement probable que l'orifice sexuel du *Paramecium aurelia*, comme peut-être aussi de la plupart des autres espèces où je n'avais pas pu reconnaître cette ouverture, se présente dans des conditions analogues à celles qu'offrent la bouche et l'anus chez un grand nombre de ces êtres, c'est-à-dire sous forme d'une fente étroite dont les bords exactement rapprochés ne permettent que difficilement de reconnaître la situation de ces ouvertures, excepté dans le moment où ces bords s'écartent pour l'ingestion des aliments ou l'expulsion des matières excrémentielles. Pour arriver à la solution de cette question, je m'efforçai de saisir l'instant où l'animal émet ses œufs; mais malheureusement cette occasion ne m'a pas encore été offerte jusqu'ici, bien que j'aie observé pendant des heures entières et avec une attention soutenue plusieurs milliers d'individus chargés de ces corps reproducteurs parvenus au terme de leur maturité, et pourtant il n'était pas douteux pour moi que ces animaux s'en débarrassaient au moyen d'une véritable ponte.

Quoi qu'il en soit, ainsi que nous l'avons vu plus haut, tous les Infusoires sont loin d'offrir la même difficulté dans la constatation de leur orifice sexuel. Au nombre des espèces que j'ai déjà citées comme se prêtant particulièrement bien à cet examen, j'ajouterai les différentes espèces de Stentors et notamment le *Stentor cœruleus*, l'une des plus volumineuses et des plus communes de ce genre et chez laquelle on pourra, par conséquent, aisément vérifier l'exactitude de la disposition que je vais faire connaître. Le moment qui convient le mieux pour observer l'ouverture externe de l'appareil génital est celui où l'animal est à son maximum d'extension, c'est-à-dire lorsqu'il a pris la forme allongée qui l'a fait justement comparer à une trompette ou un porte-voix dont la partie évasée ou le pavillon est fermée par une membrane qui constitue ce que l'on a appelé le front chez ces Infusoires. Suivant l'état de contraction ou d'extension du corps, ce front offre tantôt une surface fortement bombée (pl. IX, fig. 11, *f*), tantôt presque complétement plane (fig. 12, *f*), sauf dans le point qui avoisine la bouche (*e*) où il présente brusquement une dépression assez profonde qui détermine la formation d'une saillie extérieure arrondie sur le bord correspondant du corps (*h*). C'est dans cette dépression, qui forme comme une sorte de vestibule à la bouche, que viennent s'engouffrer, avant de pénétrer dans cette dernière cavité, les particules alimentaires attirées par le tourbillon produit par l'agitation des cils du péristome. Vers la partie postérieure de cette excavation, au point où celle-ci se réunit à la portion plane de la membrane frontale, se trouve une petite lamelle en forme de croissant (*g*) qui s'insère par son côté convexe au bord tranchant par lequel s'effectue cette réunion et s'avance un peu à la manière du bord d'un toit au-dessus de la fosse placée en avant d'elle. Or, lorsqu'on veut se rendre compte de la manière dont s'établit le contact des deux individus pendant le rapprochement sexuel, on trouve toujours ceux-ci solidement réunis par le bord libre de la lamelle précédente, ainsi que dans une certaine étendue de l'excavation adjacente. Cette circonstance ne laisse donc aucune espèce de doute relativement à l'existence dans cette région d'une ouverture en communication avec l'appareil génital et dont la petite lame précédemment décrite n'est peut-être autre chose que le bord supérieur libre.

Tels sont les faits, encore peu nombreux, à la vérité, que j'ai pu recueillir jusqu'ici touchant l'existence de canaux excréteurs annexés aux organes générateurs des Infusoires, ou d'ouvertures servant à établir la communication de ces organes avec l'extérieur. Relativement à la question de savoir si cette disposition doit être considérée comme un caractère général à toute la classe, ou seulement comme l'attribut spécial d'un certain nombre d'espèces, elle me paraît résolue en faveur de la première opinion par le fait même de son existence dans des types appartenant aux formes des plus variées, telles que les Paramécies, les Trachéliens, les Oxytrichines, les Bursariens, etc. Les faits qui viennent d'être exposés montrent en outre que l'orifice sexuel occupe une position à peu près constante chez tous ces animaux, c'est-à-dire à la face ventrale du corps et plus particulièrement dans la région de cette face comprise entre la bouche et l'extrémité antérieure, région qui, dans beaucoup d'espèces, est creusée d'une dépression plus ou moins marquée servant de vestibule à cette dernière cavité. Quant à celles en très-grand nombre où l'existence d'une ouverture génitale externe n'a pas encore pu être constatée directement, sa présence dans le point qui vient d'être indiqué est démontrée par le mode même de leur accouplement et le contact qui s'établit en ce point entre les deux individus rapprochés pour la fécondation. Sous ce rapport les Stentors eux-mêmes ne font pas exception, si l'on veut bien admettre l'exactitude de la comparaison que j'ai établie entre le front de ces animaux et la fosse ou le sillon buccal des autres Infusoires. Cette analogie une fois reconnue, l'on observe dans la situation de l'ouverture génitale à la surface de ce front les mêmes rapports qui existent entre celle-ci et les parties adjacentes dans les autres types de la même classe.

Chez quelques Infusoires qui ont aussi une bouche latérale, comme ceux dont nous nous sommes occupés jusqu'ici, on ne trouve aucune trace d'une fossette buccale, mais ils conservent comme dernier vestige de ce mode de conformation la rangée de cils plus forts qui arment d'ordinaire l'un des bords de cette dépression. Dans un certain nombre de types, l'absence de cette partie peut s'expliquer par l'aplatissement extrême que le corps subit dans ses parties latérales et la transformation de ses faces dorsale et ventrale en un bord plus ou moins mince et tranchant (*Amphileptus* et *Loxophyllum*). Dans ces espèces, la bouche n'existe en effet qu'à l'état d'une simple fente pratiquée dans l'épaisseur d'un de ces bords, et en avant de laquelle s'étend une rangée de cils roides et courts, comparables aux cils buccaux des autres Infusoires. Le mode d'accouplement de ces animaux, qui a lieu par un simple accolement suivant la longueur de ce bord cilié, depuis l'extrémité antérieure jusqu'à la bouche, justifie, au point de vue physiologique, la comparaison que j'établis entre cette région et la dépression buccale des espèces précédentes, dépression qui, ainsi que nous le savons, est également caractérisée par la présence de cils plus développés et de l'orifice externe de l'appareil générateur.

Enfin quant aux Infusoires de la seconde catégorie, c'est-à-dire ceux dont la bouche est placée au pôle antérieur du corps, de niveau avec sa surface ou en saillie sur celle-ci, tels que les

Prorodons, les Holophres, les Lacrymaires, les Enchelys, les Coleps, etc., mes recherches ne me permettent encore de rien affirmer de positif au sujet de l'existence d'un orifice génital externe dans ces espèces, et si j'excepte les Coleps, qui s'accouplent en s'abouchant par la large ouverture placée au sommet du corps, l'occasion ne m'a pas encore été offerte d'observer le mode suivant lequel le rapprochement sexuel s'opère chez les Infusoires qui composent ce groupe.

Pour terminer ce qui est relatif à ces notions générales sur les phénomènes de la fécondation chez ces animalcules, il me reste à dire quelques mots de la durée de leur accouplement. En général, ils persistent pendant un temps assez long dans cet état, temps qui varie de vingt-quatre heures à cinq ou six jours, et qui est toujours en relation avec le degré de développement auquel les organes générateurs sont parvenus au moment où commence le rapprochement sexuel et les phases qu'il leur reste à parcourir pour amener leurs produits à maturité. Lorsque, à ce moment, ces organes n'existent encore chacun que sous forme d'un simple petit grain arrondi, ce qui, ainsi que nous l'avons vu, correspond à leur plus bas degré de développement, la durée du rapprochement sexuel n'est en général pas moindre de celle que nous avons indiquée en dernier lieu, et ce temps diminue progressivement suivant que ces mêmes organes sont déjà parvenus à un degré plus ou moins avancé de leur évolution physiologique. Cette remarque s'applique non-seulement aux espèces où l'ovaire et le testicule se développent parallèlement l'un à l'autre et atteignent simultanément le terme de leurs transformations, mais aussi à celles où cette évolution se fait d'une manière inégale et successive. Constamment l'organe femelle précède l'organe mâle, soit qu'il s'agisse de leur ordre d'apparition pendant la constitution de l'appareil sexuel, soit que nous ayons en vue leurs développements ultérieurs au temps de la reproduction; aussi chez quelques espèces remarque-t-on que l'ovaire, à cette époque, renferme déjà un grand nombre d'œufs presque entièrement développés, tandis qu'il n'existe encore aucun vestige d'élements générateurs mâles (Stentors, Spirostomes). Sous ce rapport, les Infusoires offrent donc les mêmes particularités que les animaux des classes supérieures.

Après cet aperçu général des moyens par lesquels la fécondation s'opère chez ces animalcules, entrons dans quelques détails plus circonstanciés sur les phénomènes qui accompagnent cet acte dans quelques-uns des principaux types de cette classe.

Il est curieux de rencontrer chez des êtres que la petitesse de leur volume aussi bien que l'extrême simplicité de leur organisation ont fait placer par tous les zoologistes à la limite la plus reculée du règne animal, des actes qui dénotent l'existence de phénomènes analogues à ceux par lesquels l'instinct sexuel se manifeste chez un grand nombre d'animaux infiniment mieux doués sous le rapport de la taille et de la perfection de leur structure. C'est ainsi, par exemple, qu'aux approches des époques de propagation, les Paramécies viennent de tous les points du liquide se rassembler en groupes plus ou moins nombreux et qui, vus à l'œil nu, apparaissent comme de petits nuages blanchâtres, autour des objets qui flottent à la surface de l'eau ou sur divers points de la paroi du flacon qui renferme la petite mare artificielle où l'on conserve ces animalcules à l'état de captivité. Une agitation extraordinaire, et que le soin de l'alimentation ne suffit plus à expliquer, règne dans chacun de ces groupes. Un instinct supérieur semble dominer tous ces petits êtres; ils se recherchent, se poursuivent, vont de l'un à l'autre en se palpant à l'aide de leurs cils, s'agglutinent pendant quelques instants dans l'attitude du rapprochement sexuel, puis se quittent pour se reprendre bientôt de nouveau. Lorsqu'on disperse ces petits amas en agitant le liquide, ils ne tardent pas à se reformer sur d'autres points. Ces jeux singuliers, par lesquels ces animalcules semblent se provoquer mutuellement à l'accouplement, durent souvent plusieurs jours avant que celui-ci ne devienne définitif.

D'autres Infusoires, particulièrement les Spirostomes, gagnent les parties profondes du liquide, ou s'enfouissent même dans le sédiment vaseux du fond, pour ne reparaître qu'après que leur séparation s'est effectuée et que la ponte des œufs a eu lieu. Les Stentors ont des habitudes différentes : fixés en grand nombre par leur pédicule sur les parties végétales submergées, qu'ils tapissent souvent comme d'une sorte de petit gazon serré, coloré en brun, en vert, en bleu, suivant les espèces, ils promènent dans toutes les directions la partie antérieure

de leur corps allongé en forme de trompette et cherchent à
se rencontrer par le bord de l'extrémité élargie qui en représente le pavillon, bord près duquel, ainsi que nous l'avons
vu, vient s'ouvrir, à la surface de la membrane qui obstrue
l'entrée de cette partie, l'orifice externe de l'appareil reproducteur.

Il y a aussi, suivant les espèces, des différences assez mar-
quées dans l'attitude des deux individus rapprochés pour la
fécondation. J'ai déjà dit que quelques Paramécies (*P. aurelia, P. bursaria*), dont le sillon buccal occupe le fond d'une
excavation profonde creusée à leur face ventrale, se superposent dans toute l'étendue de cette face, les extrémités pos-
térieures restant seules légèrement écartées (pl. VII, fig. 1).
Pour se consolider dans cette situation, elles laissent exsu-
der une substance glutineuse qui les réunit comme une sorte
de colle, sans que pourtant les lignes de contour de chacune
d'elles cessent jamais d'être parfaitement visibles dans les
points où leurs corps se touchent. Jamais non plus, à plus
forte raison, on n'y observe le singulier phénomène connu
sous le nom de *zygose* que présentent un certain nombre
d'organismes inférieurs des deux règnes, et qui consiste dans
la fusion plus ou moins complète de deux individus d'abord
isolés et distincts, sans aucune trace apparente de cette primitive indépendance.

En parlant plus haut de la situation de l'orifice sexuel des
Paramécies, nous avons vu que celui-ci vient s'ouvrir, selon
toute probabilité, vers l'extrémité du sillon buccal, un peu en
avant de la bouche. L'attitude que prennent ces animaux pour
aboucher l'un contre l'autre le premier orifice, les force aussi
à superposer étroitement le second, placé, comme il vient d'être
dit, tout auprès et au-dessous du précédent. Il en résulte que,
tant qu'ils demeurent rapprochés, ces animaux sont dans l'impossibilité absolue de prendre aucune nourriture, et, pour s'en
convaincre, il suffit de mêler un peu de carmin au liquide qui
les baigne. Malgré les mouvements dont les cils qui garnissent
l'intérieur de la bouche et les parois de l'œsophage continuent à être agités, aucun grain de cette substance colorante
ne pénètre dans l'intérieur du corps. Grâce à cette circonstance,
plusieurs Infusoires deviennent parfaitement transparents,
surtout après qu'ils se sont débarrassés des particules alimen-

taires qui remplissaient leur cavité digestive au moment de l'accouplement, ce qui permet d'observer avec une grande netteté
les transformations qui s'opèrent dans leur intérieur sous l'influence du travail de la reproduction, lorsque d'ailleurs ils ne
sont rendus naturellement opaques par des granules de chlorophylle ou autres grains colorés mêlés à la substance du parenchyme.

Quelques Infusoires, à corps plus ou moins cylindrique ou
ovoïde, s'accolent uniquement par leur fossette buccale, et demeurent libres ou simplement juxtaposés dans la région placée au-dessous de cette dépression (*Frontonia leucas, Ophryoglena flava*). Lorsque la bouche est très-rapprochée de l'extrémité antérieure, et, par conséquent, la fossette buccale
extrêmement courte, ce qui ne permet leur accolement que
dans un espace très-circonscrit, leur réunion devient si intime,
grâce à l'interposition d'une matière visqueuse abondante
sécrétée par les surfaces de contact, qu'ils paraissent comme
soudés et confondus antérieurement, et que l'on croirait avoir
réellement sous les yeux un animal unique dont le corps
s'est presque totalement divisé de bas en haut et dont les deux
moitiés n'adhèrent plus que par leurs parties antérieures.
(*Paramecium colpoda, Glaucoma scintillans*, pl. IX, fig. 21.)
Telle est, en effet, l'interprétation que tous les naturalistes
donnent à ce phénomène, comme en général à tous ceux qui
concernent la réunion sexuelle des animalcules qui nous occupent, interprétation qui, ainsi que je l'ai déjà dit dans la partie historique de ce travail, a eu le double inconvénient d'introduire dans la science la notion erronée des deux modes de
fissiparité si généralement attribués à tous les Infusoires, et
d'avoir été une des causes qui ont le plus contribué à retar-
der nos connaissances relatives à l'existence d'une génération
sexuelle chez ces êtres.

En décrivant plus haut la situation de l'ouverture génitale
et le mode d'accouplement des Stentors, nous avons vu que
ceux-ci se réunissent dans une région limitée de leur front,
située dans le voisinage de l'entonnoir buccal. Mais cette dernière cavité reste toujours libre et en dehors du point de contact (pl. IX, fig. 11, *e*), ce qui permet aux deux individus
accouplés de continuer à se nourrir comme d'habitude, tout en
vaquant aux soins de leur reproduction. Fixés par leur pédi-

cule et allongés parallèlement, ou plus ou moins écartés comme les deux branches d'un compas (fig. 10), ils étendent au loin leur corps à la manière de deux petites trompettes réunies par un point de la circonférence de leur pavillon, et déterminent, à l'aide des cils qui garnissent cette région, un vif courant destiné à faire affluer vers la cavité buccale les corpuscules nutritifs qui flottent dans l'eau circonvoisine. Parfois, abandonnant la surface sur laquelle ils se trouvent fixés, ils nagent çà et là et à demi-contractés dans l'intérieur du liquide, et, dans cet état, ressemblent assez bien à deux petites massues réunies par leur extrémité renflée (fig. 11).

Enfin, comme dernier exemple des phénomènes qui résultent du rapprochement sexuel chez les Infusoires, et en même temps comme un de ceux où cet acte s'accompagne des particularités les plus remarquables, je citerai les espèces nombreuses qui font partie du groupe des Oxytrichines. Ces animaux ont en général le corps fortement déprimé, et paraissent bien plutôt conformés pour marcher à la surface des objets solides submergés, que pour nager à la manière des autres Infusoires. Aussi n'ont-ils, pour la plupart, d'organes locomoteurs qu'à la face inférieure du corps. Ce sont des cils souvent très-développés, tantôt disposés en rangées régulières et parallèles (*Oxytricha, Urostyla, Kerona*), tantôt distribués en nombre variable sur diverses régions de cette surface (*Stylonychia*). Dans ce dernier cas, on les distingue, suivant leurs formes ou leurs usages, en pieds-crochets ou cornicules et en pieds-rames ou stylets. Les premiers sont surtout placés à la partie antérieure du corps, à droite de la fosse buccale, et les seconds dans sa région postérieure. Pour la description du mode d'accouplement de ces Infusoires, je choisirai le *Stylonychia mytilus*, qui, en raison de sa grande taille et des occasions fréquentes que l'on a d'en observer les phénomènes de reproduction, présente les meilleures conditions pour étudier les différentes phases de cet acte.

De même que chez les autres Oxytrichines, le rapprochement sexuel offre dans cette espèce certains préliminaires qui consistent en ce que les deux individus se superposent par la face ventrale, et enchevêtrent mutuellement les cils qui garnissent cette région, tandis qu'avec leurs cornicules ou pieds-crochets antérieurs, ils se font des attouchements répétés sur divers points du corps. Ces préludes durent souvent plusieurs heures avant que l'accouplement ne commence.

Pour faciliter la description des phases successives qu'ils présentent pendant cet acte, je supposerai les deux animaux placés comme ils le sont dans la figure 1re de la planche VIII, c'est-à-dire s'offrant de profil à l'observateur, et dirigés de telle sorte que celui de droite ait son bord gauche tourné en avant, tandis que chez celui de gauche c'est le bord droit qui regarde dans le même sens. Dans cette situation, l'individu de droite commence par se souder à son congénère par toute la partie supérieure de sa fosse buccale, ainsi que par la portion de la région ventrale qui se trouve située entre la lèvre droite de cette dépression et le bord correspondant du corps. Cette soudure a pour effet de faire disparaître tous les appendices qui s'insèrent dans les points qui viennent d'être indiqués, en sorte que l'animal de gauche se trouve privé des grosses soies recourbées ou cornicules placées à la partie antérieure, tandis que celui de droite perd de la même manière la plus grande partie de sa couronne ciliaire fronto-buccale, dont il ne reste plus que les cils buccaux les plus inférieurs. A l'exception de ces parties, il ne survient aucune modification dans le reste de leur système appendiculaire, et ils demeurent entièrement libres et isolés sur les autres points de leur surface. Mais comme, en raison de leur superposition, les deux animaux ne peuvent faire aucun usage, pour la locomotion, des appendices qui garnissent la face inférieure de leur corps, ils cherchent bientôt à dégager ceux-ci en ramenant dans le prolongement l'un de l'autre leur axe transversal, et en se replaçant ainsi sur un même plan. Pour atteindre ce résultat, ils s'écartent graduellement l'un de l'autre par leur côté resté libre, et en opérant autour de leur bord soudé un mouvement analogue à celui par lequel les deux moitiés d'une feuille repliée sur elle-même s'ouvrent et ne forment plus qu'une seule et même surface. La figure 2 représente ces animaux au moment où l'un d'eux a déjà complétement effectué ce mouvement, tandis que l'autre est encore vu en grande partie de côté comme dans la figure précédente. Dans la figure 3, cette rotation se trouve exécutée de part et d'autre, et ils sont vus par la face ventrale et dans la situation qu'ils doivent conserver jusqu'à la fin de l'accouplement. L'inspection de cette figure permet en outre de se rendre un compte exact des changements que l'état de conjugaison a amenés dans leur aspect extérieur. Intimement confondus dans près du tiers antérieur de leur corps, sans le plus léger indice de leur séparation primitive, ils paraissent, dans toute cette partie, ne former qu'un seul et même animal, tandis qu'au dessous de ce point ils restent parfaitement libres et distincts et simplement adjacents ou légèrement superposés par leur bord. Le nombre de leurs cils ne représente pas non plus intégralement celui de ces appendices chez les deux animaux avant l'accouplement. Ainsi, au lieu de la rangée de cirrhes frontaux que chacun d'eux possédait à ce moment, on n'en aperçoit plus qu'une seule appartenant en commun aux deux individus, et jetée en manière d'écharpe autour de leur extrémité antérieure. Cette rangée n'a conservé aussi que chez un seul, celui de gauche (1), ses rapports avec les cils qui bordent la fosse buccale. L'interruption que l'on remarque chez l'autre dans la continuité de ces derniers cils avec ceux de la rangée frontale résulte de ce que, comme je l'ai dit plus haut, cette fosse a disparu dans toute sa partie supérieure avec les appendices qui la garnissaient, et n'existe plus que dans sa portion inférieure, laquelle est en outre déformée et rejetée vers le bord latéral du corps où elle va se perdre antérieurement dans l'angle formé par la rencontre des bords adjacents des deux animaux. Chez l'individu de gauche, c'est, au contraire, la région située à droite de la fosse buccale qui a subi les modifications les plus considérables. Confondue intimement avec la partie antérieure du précédent animal et privée de tous ses appendices locomoteurs, elle ne forme plus avec celle-ci qu'une seule et même large surface sur laquelle s'implantent, vers la droite, les gros pieds-crochets antérieurs de l'animal placé du même côté.

Pour résumer d'un seul mot l'aspect général qui résulte de ces changements dans la conformation extérieure des deux Infusoires conjugués, je dirai que rien ne fait naître davantage l'idée d'un animal unique en train de se fissiparer suivant la ligne médiane. Aussi est-ce particulièrement à l'égard

______

(1) Dans cette figure les deux animaux étant représentés par la face ventrale, je rappellerai que, pour pouvoir se guider dans cette description, il faut supposer ceux-ci renversés et vus par la face opposée.

des espèces précédentes que cette illusion des naturalistes s'est reproduite, illusion dont n'ont même pas su se défendre les auteurs qui se sont occupés le plus récemment des phénomènes relatifs à la reproduction de ces êtres (1).

Il nous reste maintenant à nous demander dans quel but s'établit ce contact si large et si intime entre les deux animaux conjugués, puisque nous avons admis que leur appareil sexuel vient s'ouvrir sous la forme d'une simple fente dans le fond de la fosse buccale. Il est d'abord un fait qui nous semble complétement hors de doute : c'est que ce contact n'a lieu que par les parties les plus superficielles du corps, et ne met nullement en communication leurs cavités intérieures. Il résulte, en effet, des observations de MM. Claparède et Lachmann, confirmées par les nôtres, que cette cavité ne se prolonge pas jusqu'aux extrémités de l'animal, et qu'elle ne dépasse pas antérieurement le point qui correspond à la partie la plus large de la fosse buccale. Or, c'est précisément par toute la région située en avant de ce point et formée uniquement par un parenchyme transparent, qu'a lieu l'adhérence des deux animaux, et c'est également sur cette limite que se trouve placée l'ouverture génitale externe. Sans vouloir nous prononcer d'une manière précise sur le but d'une semblable disposition, nous pouvons du moins considérer comme très-probable qu'elle est destinée à mieux assurer l'union des deux individus, ce qui était d'autant plus nécessaire dans les espèces dont il s'agit que leur corps est formé d'une substance extrêmement peu consistante protégée par un tégument très-mince (1), et qu'elles doivent rester accouplées pendant un temps assez long (de vingt-

(1) F. Stein, *Der Organismus der Infusionsthiere*, 1859. — Parmi les figures de cet ouvrage, destinées à représenter la prétendue division spontanée longitudinale des Oxytrichines, il en est plusieurs que je n'hésite pas à considérer comme tout à fait imaginaires. Dans ces figures, l'animal en voie de division n'a pas moins de trois bouches, dont l'une est celle de l'animal mère, et les deux autres celles des individus nouveaux qui résultent de sa scission. (Pl. IX, fig. 8, 20, 21). Or, l'on sait que dans toute division, soit longitudinale (Vorticelles), soit transversale, l'ancienne bouche reste toujours affectée à l'une des deux moitiés. M. Stein établit d'ailleurs entre ce mode de reproduction et la génération sexuelle des relations qui le conduisent aux plus singulières conséquences et sur lesquelles j'aurai l'occasion de revenir.

(1) Lorsque ce tégument acquiert assez d'épaisseur et de solidité pour former une sorte de cuirasse comme, par exemple, chez les Euplotiens, cette fusion apparente des deux animaux accouplés n'a jamais lieu, et ceux-ci s'appliquent simplement l'un contre l'autre par leur surface ventrale. (Voy. pl. VIII, fig. 14 et 15.)

quatre à trente-six heures), tout en continuant à se nourrir et à se mouvoir avec une grande activité. Tous les Infusoires présentent d'ailleurs plus ou moins, dans leur accouplement, ce phénomène qui n'est pas sans analogue non plus dans les autres classes d'animaux, tels qu'un grand nombre d'Helminthes de l'ordre des Nématodes et des Acanthocéphales, qui s'unissent intimement à l'aide d'une sorte de mastic sécrété autour des orifices sexuels, tel que surtout le singulier *Diplozoon paradoxum*, qui reste pendant la plus grande partie de sa vie soudé à son semblable, état dans lequel il a été considéré d'abord comme un seul et même animal à deux corps. Ajoutons enfin que les diverses modifications qui résultent de l'état de conjugaison des précédents Infusoires ne sont que temporaires et que, lors de la séparation de ceux-ci, à la fin de l'accouplement, ils recouvrent jusque dans leurs moindres détails tous leurs caractères normaux extérieurs.

§ 2. *Développement de l'appareil reproducteur et de ses produits.*

A. Première apparition des organes sexuels.—Des ovules primitifs mâle et femelle.

Un des premiers faits qui frappent dans l'étude des Infusoires, c'est la constance avec laquelle se présente chez tous les individus d'une même espèce, quelle que soit la différence de leur taille, le corps désigné par les naturalistes sous le nom de *nucléus*, et que nous savons maintenant représenter l'organe sexuel femelle de ces animaux. Ce nucléus ne fait effectivement défaut à aucun âge de la vie, mais ses caractères physiques et morphologiques sont très-différents, suivant l'époque à laquelle on l'examine. Au moment où il commence à devenir visible chez le jeune animal, il se présente sous la forme d'une petite masse arrondie, incolore et transparente, située au centre du corps, et ne différant presque pas physiquement du parenchyme qui l'entoure et au milieu duquel il apparaît comme une petite tache circulaire un peu plus pâle. Sa mollesse extrême ne permet que rarement de le faire sortir intact de l'intérieur du corps. Presque toujours une pression un peu forte, amenant la rupture de la fine membrane qui lui sert d'enveloppe, détermine l'issue du contenu qui s'échappe sous forme de globules sarcodiques de volume variable. Exa-

miné hors du contact des réactifs, ce contenu paraît entièrement homogène, mais l'acide acétique dilué y fait apparaître
de nombreuses granulations moléculaires, pâles et lâchement
unies entre elles par une substance gélatiniforme incolore.
Celle-ci ne tarde pas à se dissoudre dans le réactif, et les granulations devenant libres s'échappent dans tous les sens. L'enveloppe se dissout comme le reste et disparaît ordinairement
même la première.

Mais ce n'est pas seulement chez les jeunes Infusoires qu'on
a l'occasion d'observer le nucléus aux premiers moments de sa
formation. Dans certaines circonstances, son mode d'apparition
peut être étudié chez les individus adultes eux-mêmes, et dans
des conditions qui le rendent susceptible d'une observation beaucoup plus précise et plus suivie. Je veux parler du phénomène
singulier de la reconstitution immédiate des organes sexuels
après une première reproduction. Chez beaucoup d'Infusoires
ces organes disparaissent en effet complétement après chaque
époque de propagation, et sont aussitôt remplacés par d'autres
productions de même nature qui, nées d'abord sous une forme
rudimentaire, parcourent rapidement toutes les phases de leur
évolution et arrivent à rétablir en peu de temps un appareil
sexuel complet. Dès leur première apparition, ces organes
nouveaux se présentent sous des proportions beaucoup plus
considérables que chez le jeune individu, et ils offrent aussi
une plus grande résistance à l'action des réactifs avec lesquels
on les met en contact. Ces conditions permettent de mieux en
apprécier la structure et révèlent quelques détails nouveaux
restés inaperçus chez le jeune animal.

Si l'on examine une Stylonychie, une Oxytrique, un Stentor,
ou tout autre Infusoire jouissant de cette propriété, aussitôt
après que l'animal s'est reproduit, on ne retrouve plus dans
son intérieur le nucléus avec la forme habituelle qui caractérise
chacune de ces espèces, mais à sa place on constate un corps
qui offre la plus grande ressemblance avec le noyau que ces
Infusoires présentaient dans le jeune âge. De même que ce
dernier, ce corps a la forme d'une petite masse ronde, transparente, d'un faible pouvoir réfringent, située vers le centre de
l'animal et composée de fines granulations moléculaires réunies
par une substance intergranulaire visqueuse. Une enveloppe
ténue revêt extérieurement cette masse et s'en détache aisé-

ment sous l'action de l'eau ou de l'acide acétique. Ces mêmes agents, mais surtout le dernier employé à un degré de dilution convenable, laissent parfois distinctivement reconnaître, au milieu des granulations précédentes, un espace circulaire transparent qui contraste avec la teinte jaune grisâtre dont se colore la substance granuleuse environnante sous l'influence de l'acide acétique. Cet espace plus clair indique probablement l'existence d'une vésicule interne, mais tous mes efforts pour isoler celle-ci des granulations du nucléus sont restés infructueux, sans doute à cause de l'extrême délicatesse de la paroi de cette vésicule qui ne résiste pas aux pressions destinées à la débarrasser de l'amas granuleux au milieu duquel elle est logée.

Dans les parties qui viennent d'être décrites, nous reconnaissons tous les éléments d'une cellule, à savoir : une membrane d'enveloppe ou paroi, un contenu formé par la masse granuleuse interne, et un noyau représenté par la vésicule transparente incluse dans cette masse. Mais si nous considérons les fonctions que cette cellule est destinée à remplir dans l'organisme, nous voyons qu'elle a une signification toute spéciale et importante, en rapport avec les phénomènes de reproduction et de conservation de l'espèce, car elle est l'origine de tous les germes femelles ou œufs qui doivent se développer par la suite et subir à une même époque l'influence de la fécondation.

Avant de suivre cette cellule ou ovule primordial dans ses évolutions ultérieures, voyons d'abord comment naît et se constitue à son tour l'élément reproducteur mâle.

L'observation des jeunes Infusoires ne fournit aucune donnée sur les premiers moments de cet élément, soit que sa petitesse empêche de le reconnaître, soit qu'il n'existe réellement pas encore à cet âge de la vie. Il ne devient guère apparent avant que l'animal soit en âge de se propager, mais déjà il a traversé alors la plupart de ses phases et a presque complétement acquis sa constitution définitive. Pour avoir quelques notions précises à cet égard, il faut, comme nous venons de le faire pour l'organe femelle, étudier ses premiers développements chez l'animal qui vient de se reproduire et dont l'appareil sexuel est en voie de reconstitution. Dans ces conditions, l'observation démontre la plus grande analogie dans le mode d'apparition des deux éléments sexuels, mais toujours l'élément femelle précède l'élément mâle, et ce n'est que lorsque le premier est déjà parfaitement reconnaissable, que le second se montre à son tour sur l'un de ses côtés. Par sa composition, il se rapproche beaucoup de l'ovule ; comme lui, il a d'abord la forme d'une petite sphère composée d'une fine enveloppe membraneuse et d'un contenu granuleux, mais son volume atteint à peine au quart du diamètre du premier. Cette raison sans doute, jointe à sa pâleur et à sa transparence, ne m'a point permis, même aidé des plus forts grossissements, de reconnaître dans son intérieur une vésicule transparente comparable à un noyau de cellule ou à la vésicule germinative que m'a parfois si nettement présentée l'ovule dès les premiers moments de son apparition. Les raisons suivantes me portent néanmoins à lui attribuer une composition élémentaire identique à celle de ce dernier.

En effet, la petite sphère précédente est l'élément homologue de l'ovule. De même que celui-ci, en se multipliant, engendrera tous les futurs œufs aux germes femelles de l'animal, de même la vésicule qui apparaît à son côté produira par un mécanisme analogue les cellules mères dans lesquelles, comme on le sait, se développent les spermatozoïdes ou éléments mâles de la reproduction. Pour rappeler cette conformité, je désignerai ces deux éléments primordiaux sous les noms d'ovule primitif mâle et d'ovule primitif femelle, en empruntant ces dénominations aux physiologistes dont les travaux récents ont si bien mis en lumière l'analogie des deux éléments sexuels à leur origine et aux diverses phases de leur développement (1).

B. Évolutions de l'ovule primitif mâle et de l'ovule primitif femelle, depuis leur première apparition jusqu'à l'époque de la maturité des œufs et des spermatozoïdes.

A la production de l'ovule mâle et de l'ovule femelle se borne toute la part que l'organisme prend directement à la formation des éléments sexuels. A chacun des premiers est désormais dévolu le soin de pourvoir à sa propre multiplication et d'engendrer d'autres éléments semblables destinés, suivant leur nature, à se transformer en œufs ou à produire des spermato-

(1) Voyez les travaux de MM. Serres et Robin.

zoïdes. Comment s'opère cette multiplication, et par quelle série de phases ces éléments parviennent-ils à leur maturité complète? C'est ce que nous allons successivement examiner dans l'organe femelle et dans l'organe mâle.

ORGANE FEMELLE ET ŒUFS. — Chez quelques Infusoires, l'ovule primitif femelle grossit et arrive à maturité sans s'être multiplié (1). Si nous examinons chez un individu adulte de *Chilodon cucullulus*, par exemple, le corps de forme elliptique qui constitue le nucléus de l'animal, nous y reconnaîtrons de la manière la plus manifeste tous les éléments d'un œuf bien caractérisé, à savoir une membrane enveloppante, un contenu granuleux et une vésicule transparente portant un corpuscule central.

La membrane d'enveloppe est d'une grande ténuité et s'applique exactement sur son contenu, aussi ne parvient-on à la distinguer qu'après l'en avoir préalablement isolée à l'aide de l'acide acétique. On peut se demander si cette enveloppe est réellement un des éléments propres de l'œuf ou si elle ne serait pas plutôt l'ovaire lui-même réduit à une simple membrane entourant l'œuf comme chez les Salpas, et représentant une sorte de capsule ovarienne dans son type le plus simple. Mais je n'ai jamais pu observer de connexion directe entre cette enveloppe et les organes voisins, aucun lien ou prolongement quelconque pouvant être comparé au pédoncule nourricier de la capsule de l'œuf chez les Biphores. Cependant l'ovule du Chilodon n'est pas libre dans l'intérieur de l'animal; il paraît, au contraire, y occuper une position assez fixe, par suite de son adhérence contre la paroi dorsale du corps. Mais l'aplatissement extrême que subit celui-ci du dos à la face ventrale ne permet pas de se rendre de la situation de l'organe femelle un compte aussi exact que chez les Infusoires dont le corps est plus ou moins distendu et globuleux.

Le contenu ou le vitellus est composé de nombreuses granulations moléculaires réunies par une substance intergranulaire visqueuse. Sous l'influence de l'eau ou de l'acide acétique, il se contracte vivement et se détache de l'enveloppe extérieure. Son contour présente alors fréquemment l'aspect d'une ligne

(1) Il est vrai qu'il se partage avec l'animal à chaque division spontanée, mais chaque individu ne renferme jamais qu'un seul œuf pendant toute la durée de sa vie.

onduleuse ; d'autres fois, il reste fixé à cette enveloppe par de nombreux prolongements qui font paraître son bord comme dentelé ou lui donnent une apparence étoilée. C'est toujours exactement au centre du vitellus que se voit la vésicule du germe.

Celle-ci est une large et belle vésicule régulièrement ronde, proportionnellement volumineuse et d'une limpidité parfaite, mais dont les réactifs troublent un peu la transparence en y faisant apparaître un léger pointillé qui contraste avec l'aspect plus grossièrement granuleux du vitellus. Elle renferme à son centre un corpuscule rond, homogène et brillant, qui est le nucléole de la cellule ovulaire ou la tache germinative de l'œuf.

Ainsi constitué, cet œuf persiste jusqu'à l'époque de la reproduction, sans présenter d'autres changements que ceux qui résultent de son accroissement progressif ou des phénomènes dont il est le siége à chacune des divisions spontanées successives qui ont lieu dans cet intervalle. Il se partage alors avec le reste du corps en deux moitiés, et comme tous ses éléments prennent part à la division, il en résulte que chacun des deux animaux nouveaux se trouve, dès son origine, muni d'un œuf complet que l'animalcule primitif lui a transmis avec une portion de son propre individu. Or, le nombre des animaux qui naissent de la sorte des subdivisions binaires successives d'un seul pouvant s'élever rapidement à plusieurs milliers, il s'ensuit que l'œuf originairement simple de ce dernier se trouve avoir lui-même engendré un égal nombre d'autres œufs, tout aussi parfaits que celui dont ils proviennent et dont chaque élément est une fraction de l'élément correspondant de l'œuf primitif.

Au moment de la reproduction, l'œuf du Chilodon perd peu à peu sa forme elliptique pour prendre celle d'une sphère régulièrement ronde. Après la fécondation, il perd sa vésicule transparente nucléée et n'offre plus qu'une masse granuleuse homogène, compacte, intimement adhérente à la membrane d'enveloppe.

Mais chez la plupart des Infusoires, l'œuf primitif, au lieu de rester simple, est destiné à se multiplier de bonne heure et à produire un plus ou moins grand nombre d'autres éléments dont le degré de développement, au moment où l'animal va se reproduire, varie beaucoup avec les espèces. Le nombre de ces œufs, leur état de perfection ou d'imperfection au moment de l'accouplement, la disposition qu'ils affectent réciproquement et dans l'intérieur du corps, constituent un ensemble de caractères à peu près invariables dans chaque espèce ou chaque genre particulier.

Le mode suivant lequel l'œuf se multiplie présente une grande ressemblance avec le mécanisme qui préside à son partage pendant la division spontanée. C'est celui de la multiplication des cellules par scission transversale. L'œuf commence par s'allonger avec tous ses éléments dans le sens de l'axe du corps, puis un étranglement se prononce en son milieu, gagne de plus en plus et finit par le séparer en deux moitiés. Cette séparation est souvent complète et immédiate, mais d'autres fois les deux fragments restent encore plus ou moins longtemps réunis par une mince commissure formée par la substance interposée aux granulations du vitellus. Cela arrive ordinairement lorsque la division se fait sur des œufs déjà presque mûrs et dont le vitellus a acquis plus de cohérence et de viscosité (Stentors, *Spirostomum ambiguum*, *Amphileptus moniliger*, etc.). La vésicule germinative, qui représente le noyau de la cellule ovulaire, se divise toujours la première, comme dans une cellule quelconque qui se scinde par son milieu (pl. IX, fig. 14, B); bientôt le vitellus se partage à son tour, mais sa membrane, bien qu'étranglée elle-même dans sa partie médiane, ne prend point part à la division et forme une enveloppe continue commune aux deux moitiés ou œufs nouveaux (pl. IX, fig. 12, *m*). Selon qu'elle a plus ou moins suivi le contenu dans son rétrécissement progressif, cette membrane apparaît dans l'intervalle des deux œufs tantôt comme un tube plus ou moins étroit, tantôt comme un simple filament délié (1). Les œufs nouveaux prennent presque immédiatement une forme sphérique due à la rétraction de la viscosité qui tient unies les granulations vitellines; d'autres

____

(1) Le mécanisme de cette division ne diffère que fort peu, comme on le voit, de celui d'après lequel s'opère la scission du nucléus dans la division spontanée. (Voy. dans le tome III de ce journal nos *Recherches sur le rôle des organes générateurs dans la division spontanée des Infusoires*, p. 71-84.) La seule différence porte sur la manière dont se comporte l'enveloppe dans les deux cas : dans la fissiparité, l'œuf devant être réparti par moitié entre deux individus distincts, il est clair que la membrane doit se diviser comme le reste.

fois, au contraire, ils restent plus ou moins allongés et effilés à leurs extrémités et ne s'arrondissent qu'au moment de leur maturité complète. Ils présentent surtout cette dernière forme après qu'ils ont déjà subi un certain nombre de subdivisions à la suite desquelles la viscosité intergranulaire devient de plus en plus tenace et cohérente.

Chez quelques Infusoires, la division de l'œuf primitif ne dépasse pas le premier degré et deux œufs seulement arrivent simultanément à maturité (beaucoup d'Amphileptes et de Loxophylles); d'autres fois, au contraire, cette division se répète presque à l'infini jusqu'à ce que la reproduction vienne y mettre un terme. Dans ce cas, à mesure que de nouveaux œufs se produisent, ils se placent sur un seul rang, à la file les uns des autres ou en s'intercalant entre ceux qui sont déjà existants. Ils finissent de la sorte par constituer une chaîne ou un chapelet plus ou moins long, dirigé dans le sens de l'axe du corps et dont les différents éléments sont renfermés à l'intérieur d'une membrane commune qui les entoure étroitement. Ils sont en outre fréquemment rattachés les uns aux autres, comme je l'ai dit plus haut, par des filaments plus ou moins grêles qui émanent de leur vitellus et qui sont un dernier indice de leur mode de formation (Stentors, *Spirostomum ambiguum*, *Amphileptus cygnus A. moniliger*, *Loxophyllum meleagris*). Quelquefois ces commissures ont presque le même diamètre que les œufs euxmêmes; ceux-ci ne paraissent alors pour ainsi dire qu'ébauchés et représentent plutôt, par leur ensemble, une sorte de cordon noueux qu'un chapelet proprement dit.

Le nombre des œufs qui entrent dans la composition d'une même chaîne est souvent assez considérable. J'en ai fréquemment compté de vingt-cinq à trente chez certains grands Trachéliens (*Amphileptus cygnus*, *Loxophyllum meleagris*) et de quarante à cinquante chez des exemplaires adultes de *Spirostomum ambiguum*, immédiatement avant la reproduction; d'autres fois enfin ils sont tellement nombreux que leur cordon commun ne peut se loger à l'intérieur du corps qu'à la condition de se replier un grand nombre de fois sur lui-même, comme cela a lieu chez certains *Urostyla*.

Ordinairement le nombre des œufs qui se divisent à la fois décroît dans un rapport inverse du nombre des éléments déjà produits et du degré de maturation de ceux-ci, tandis que le temps exigé pour qu'un œuf donné se divise, augmente en raison directe de ces mêmes conditions. Il m'a semblé que les œufs placés vers les extrémités du cordon se scindent plus fréquemment que ceux qui occupent les points intermédiaires. Leur multiplication ne cesse complétement qu'au moment de l'accouplement, et jusqu'à cette époque on rencontre, pour ainsi dire en tout temps, des individus chez lesquels un ou deux de ces corps, souvent même un plus grand nombre, présentent les traces d'une division plus ou moins avancée.

Nous venons de voir que la membrane d'enveloppe est le seul élément qui ne se partage pas dans la scission de l'œuf, mais qu'elle s'allonge simplement à mesure que les subdivisions de celui-ci deviennent plus nombreuses, pour les renfermer dans une sorte de gaîne commune. Cette membrane ne peut donc pas être comparée à un ovaire proprement dit, car elle ne secrète aucun des éléments essentiels du germe, mais on remarque que les œufs une fois produits grossissent dans son intérieur et acquièrent une masse vitelline plus abondante. A ce point de vue, ses fonctions présentent donc plus de similitude avec celles de cette portion de l'appareil reproducteur des autres animaux qui est chargée de fournir aux ovules les matériaux de leur nutrition et de leur accroissement. J'ai déjà comparé l'aspect qui résulte de la disposition des œufs dans son intérieur à celui des tubes ovigères en chapelet de beaucoup d'insectes (1).

(1) Dans la description qui précède, j'ai considéré la membrane qui renferme les œufs comme formée par leur enveloppe commune et se produisant par conséquent en même temps que ceux-ci. Telle est, je ne dirai pas la signification la plus vraisemblable de cet organe, mais l'idée qui naît la première de l'inspection des parties, lorsqu'on a traité celles-ci, comme il convient toujours de le faire, par l'acide acétique et les autres réactifs pour les rendre apparentes et pouvoir les étudier. Mais les faits exposés plus haut sont encore susceptibles d'une autre interprétation que je ne puis passer sous silence. On peut en effet considérer l'enveloppe précédente comme un organe spécial ayant une existence indépendante de celle des corps qu'elle renferme, en un mot comme un véritable ovaire tubuleux, mais dont l'existence ne peut être reconnue à l'état de vacuité. L'œuf primitif se formerait dans l'extrémité de cet ovaire, comme chez tout autre animal, puis se divise, comme je l'ai décrit, d'abord en deux, puis en un plus grand nombre d'autres œufs, lesquels pénètrent graduellement dans l'intérieur du tube ovarique en écartant les parois et s'en revêtant exactement sur toute leur surface. Ainsi appliquées sur un contenu solide, ces parois peuvent dès lors être aisément perçues dans les différents points de leur étendue, au moyen des réactifs qui condensent la substance propre de l'œuf et la séparent de l'enveloppe pariétale. Telle est l'explication à laquelle je m'étais d'abord arrêté, mais que j'ai abandonnée pour lui

Dans le mode de formation qui vient d'être décrit, chaque œuf constitue dès son origine un tout complet, parfaitement isolé des éléments voisins. Mais chez beaucoup d'Infusoires ces corps se multiplient d'après un type un peu différent et dans lequel leur séparation n'a pas lieu d'une manière aussi parfaite que dans le mode précédent. Il peut se faire en effet qu'au lieu d'intéresser à la fois le vitellus et la vésicule du germe, la segmentation porte uniquement sur ce dernier élément, le vitellus et son enveloppe restant indivis. Il résulte de là que le nombre des œufs ne peut plus être apprécié que par celui de leurs vésicules germinatives, aucun indice ne marquant extérieurement leur délimitation réciproque. Ce procédé n'offre donc aucune différence essentielle avec le précédent, et peut être considéré simplement comme un stade moins avancé de celui-ci. Au lieu de représenter, comme dans ce dernier, un chapelet à grains plus ou moins indépendants et distincts, les œufs s'empilent pour ainsi dire les uns sur les autres dans l'intérieur du tube cylindrique formé par leur enveloppe commune et dont l'axe est occupé par la série des vésicules germinatives. Une masse granuleuse homogène représentant le vitellus sépare ces vésicules et remplit tout l'intérieur du tube (Vorticelles, *Prorodon niveus, Bursaria truncatella, Trachelius ovum, etc., etc.*) C'est une disposition analogue à celle qu'offrent les œufs avant leur maturité dans l'intérieur du tube génital d'un grand nombre de Vers, lorsque ces corps ne se sont pas encore séparés les uns des autres par la division de la masse vitelline commune. Chez les Infusoires, cette séparation n'a lieu qu'au moment de l'accouplement, rarement plus tôt, par la segmentation du vitellus qui perd son aspect homogène et se partage en autant de fragments qu'il y a de vésicules germinatives distinctes. Le nombre de ces vésicules, et par conséquent celui des œufs qui arriveront plus tard à maturité, n'est pas toujours proportionné à la longueur du cylindre vitellin. C'est ainsi, par exemple, que malgré leur long nucléus diversement recourbé ou contourné, certains Infusoires ne produisent qu'un très-petit nombre d'œufs. Tels sont le *Trachelius ovum,* qui n'en renferme que deux au temps de la reproduction, le *Bursaria truncatella,* qui n'en contient que

substituer celle qui a été présentée dans le texte, non pas parce que je la crois plus conforme à la réalité, mais parce qu'elle traduit mieux les apparences sous lesquelles les phénomènes se présentent à l'observateur.

quatre à la même époque, etc. D'autres fois, au contraire, au lieu de se fragmenter en deux ou quatre parties seulement comme dans les espèces qui viennent d'être citées, le vitellus se divise en quinze ou vingt fragments, dont chacun s'organise séparément en un œuf complet (*Prorodon niveus*).

Chez quelques Infusoires, le cordon vitellin ne se fractionne pas dans toute son étendue, à chaque époque de reproduction, mais seulement à l'une de ses extrémités, et se trouve simplement raccourci d'autant sans subir d'autre modification. Tels sont les *Euplotes* chez lesquels deux œufs se séparent à ce moment de la masse commune, mûrissent isolément et deviennent aptes à être fécondés (pl. VIII. fig. 16, *o*, *o*).

Il y a d'ailleurs entre ce mode d'agrégation des œufs et leur état d'indépendance plus ou moins complète, entre l'ovaire cylindrique et l'ovaire moniliforme, un grand nombre d'intermédiaires qui établissent la transition d'un type à l'autre. Le cordon des œufs offre alors un caractère mixte résultant de la combinaison de ces deux formes principales, et qui se résume toujours en ceci que le vitellus forme plusieurs tronçons placés à la suite l'un de l'autre et dont chacun est composé d'un plus ou moins grand nombre d'œufs soudés intimement et sans trace de division extérieure. Du mode suivant lequel ces éléments s'agrégent les uns aux autres résulte, dans l'aspect de l'organe femelle, de nombreuses différences que j'ai fait connaître en m'occupant, dans la première partie de ce Mémoire, des variations de l'appareil reproducteur, et dont je me contente de rappeler ici les plus essentielles. Ainsi chez la plupart des Oxytrichines (*Oxytricha*, *Stylonychia*, *Kerona*) le nucléus est composé de deux tronçons elliptiques placés sur la ligne médiane du corps, réunis par leur membrane d'enveloppe, et formés chacun de deux œufs intimement soudés ensemble et dont la séparation ne s'opère qu'au moment de l'accouplement. A cette époque le cordon vitellin se trouve donc partagé en quatre parties élémentaires ou œufs distincts (voy. pl. VIII, fig. 6, B-D, où se trouve représentée toute la série des phases de cette division). J'ai déjà eu l'occasion de rappeler qu'il n'est pas rare de rencontrer des individus chez lesquels cette séparation a lieu beaucoup plus tôt, mais que, jusqu'au temps de la reproduction, les divers éléments du cordon restent rapprochés deux à deux en s'aplatissant mutuellement par leur surface de contact (fig. 6, A). Dans quelques espèces de la même famille, le cylindre vitellin offre sur son trajet trois solutions de continuité, et se trouve conséquemment divisé en quatre tronçons, dont chacun se sépare plus tard à son tour en deux moitiés, ce qui donne un total de huit œufs ou éléments distincts (*Onychodromus*). Mais ce sont surtout les Urostyla que j'ai cités comme particulièrement remarquables au point de vue de la multiplicité des fragments de leur vitellus, et de la longueur extrême que peut atteindre chez quelques-uns de ces animaux le tube qui le renferme. Nous avons vu en effet que chez l'un d'eux, dont les caractères ne se rapportent à aucune des espèces décrites jusqu'à ce jour, les fragments vitellins forment plusieurs séries longitudinales et parallèles, et que cette disposition indique très-probablement que l'enveloppe tubuleuse s'est repliée plusieurs fois sur elle-même dans le sens de la longueur de l'animal pour se loger dans l'intérieur de celui-ci. De ces fragments, les moins volumineux sont tout à fait ronds, les autres plus ou moins allongés et cylindriques et paraissant destinés à se subdiviser eux-mêmes plus tard en d'autres fragments plus petits. Enfin, comme dernier exemple du degré de division auquel peut atteindre le vitellus et de l'extensibilité de la paroi membraneuse qui le renferme, j'ai cité un Infusoire bien connu de tous les observateurs, l'*Urostyla grandis* de M. Ehrenberg (1). On peut se représenter l'organe femelle de cet animal comme formé par un tube extrêmement long et grêle décrivant de nombreuses sinuosités dans l'intérieur du corps et renfermant une masse vitelline tellement divisée que ses granulations ne forment plus d'agrégats visibles, et que le vitellus tout entier est presque ramené à son homogénéité primitive par les progrès mêmes de ses divisions successives. Mais la membrane vitelline s'étant elle-même allongée au fur et à mesure que le contenu se fragmentait dans son intérieur, il en résulte que sa capacité s'est considérablement accrue, et

---

(1) Ou plutôt de M. Stein qui a montré que sous cette dénomination spécifique le célèbre naturaliste de Berlin a confondu deux espèces distinctes, dont l'une entre autres caractères différentiels, présente deux nucléus placés l'un derrière l'autre, tandis que la seconde n'offre pas de nucléus apparent. M. Stein réserve à cette dernière le nom d'*Urostyla grandis*, et fait de la première une espèce nouvelle sous le nom d'*Urostyla Weissei*. A ces deux espèces il faut joindre celle dont il vient d'être parlé ci-dessus, et qui se distingue très-nettement des précédentes par ses nombreux grains nucléaires brillants, épars dans l'intérieur du corps.

que le vitellus y forme une couche plus mince et moins dense,
dont le pouvoir réfringent est à peu près le même que celui du
parenchyme de l'animal, ce qui empêche de le reconnaître.
Telle est, je crois, l'explication de cette absence apparente du
nucléus chez l'*Urostyla grandis*, signalée par M. Stein, et que
j'ai moi-même constatée chez tous les individus de cette espèce
que j'ai eu l'occasion d'examiner. Et ce qui prouve que cet
Infusoire ne fait réellement pas exception, sous ce rapport,
parmi ses congénères de la même classe, c'est l'apparition
périodique de ce corps à certaines époques déterminées où il
devient tout aussi visible que chez la plupart des autres espèces.
Ces époques, ainsi que je l'ai déjà indiqué dans la première
partie de ce travail, sont celles où l'animal se propage par
fissiparité. Dans ces circonstances, le long tube membraneux
qui forme l'enveloppe du vitellus se contracte et se raccourcit
des extrémités vers le centre, la masse intérieure se condense
peu à peu par le rapprochement de ses granulations élémentaires, et bientôt l'organe tout entier apparaît sous la forme
d'une masse ronde et claire au centre de l'animal (voy. p. 46,
en note, et pl. VIII, fig. 17, A-D).

Si nous envisageons d'une manière générale les phases
successives que l'organe femelle nous a présentées depuis sa
première apparition jusqu'à l'époque de la reproduction,
nous le voyons naître d'abord sous la forme d'une simple
cellule. Tantôt cette cellule ou œuf primitif reste indivise (1)
et achève de se développer sous cet état, tantôt elle subit
une série de divisions transversales successives et donne naissance à une quantité plus ou moins grande d'autres cellules
ou œufs. Cette division peut elle-même être plus ou moins
complète, suivant le nombre des éléments qui y prennent
part. Tantôt elle porte à la fois sur le vitellus et la vésicule
germinative, et les œufs sont par conséquent dès l'origine
nettement séparés les uns des autres; tantôt elle n'intéresse
que cette vésicule et les œufs demeurent confondus par leur
vitellus, ou bien enfin ces deux modes se combinent de
diverses façons d'où résultent de nombreuses différences
dans l'aspect de l'organe femelle. Mais l'enveloppe extérieure reste toujours étrangère aux subdivisions de son con-

____

(1) Ou du moins ne se partage que lorsque l'animal lui-même se divise.

tenu, et s'allonge simplement sous forme d'une gaîne plus
ou moins longue, dans l'intérieur de laquelle les produits de
ces subdivisions s'alignent à la suite les uns des autres. Au
moment de l'accouplement, si les œufs sont déjà primordiale-
ment délimités, les minces filaments de substance vitelline
qui les maintenaient encore réunis en une chaîne continue se
détruisent dans leur intervalle, et ces corps se séparent entièrement les uns des autres; si, au contraire, à cette même époque, les vésicules germinatives seules sont distinctes, tandis
que le vitellus forme encore une masse commune indivise,
celui-ci se fragmente dans leur intervalle, et chaque fragment
ment devient un œuf complet qui achève de se développer
comme dans le cas précédent.

Lorsque les œufs ont acquis tout leur développement, ils se
présentent sous la forme de petites sphères régulièrement
rondes et dont le volume est sensiblement uniforme chez un
même individu (pl. VIII, fig. 4, o; pl. IX, fig. 5, o, fig. 11 et
12, o). Mais même à cette époque, leur transparence est encore telle qu'ils n'apparaissent dans la plupart des espèces que
comme de simples taches claires entourées par les granulations
plus sombres du parenchyme. Aussi est-il indispensable, lorsqu'on veut se faire une idée nette de leur forme et de leur
structure, de les traiter préalablement par un réactif qui, tel que
l'acide acétique, augmente à un haut degré leur cohésion et
leur pouvoir réfringent. L'action de cet agent les fait immédiatement apparaître sur le fond plus obscur du parenchyme
comme de petits globules d'une coloration gris bleuâtre ou
gris jaunâtre claire, doués d'un pouvoir réfringent considérable. Le vitellus, d'une consistance en apparence homogène
ou finement granuleuse, se montre après l'écrasement formé
de granules plus ou moins gros, lâchement adhérents entre
eux et reliés par une masse composée de fines granulations
moléculaires (pl. VIII, fig. 10; pl. IX, fig. 17). La vésicule
germinative est ordinairement complétement masquée par les
granulations vitellines, et ne peut plus être reconnue. Cependant on réussit parfois encore à l'apercevoir en employant
successivement une très-faible solution de potasse caustique
qui dissout à demi le vitellus et le rend plus transparent, puis
la teinture d'iode étendue d'eau ou l'acide acétique dilué. On
peut recourir encore dans le même but à la solution aqueuse

de carminate d'ammoniaque qui donne au vitellus une teinte rose plus ou moins foncée et fait apparaître la vésicule sous forme d'une tache centrale plus claire (pl. VIII, fig. 10: pl. IX, fig. 13).

Nous avons vu plus haut que le nombre des œufs varie considérablement chez les divers Infusoires. Relativement à leur volume, à part les différences qui résultent de l'inégale grandeur des espèces, les œufs sont d'autant plus gros qu'ils sont moins nombreux. Que l'on compare sous ce rapport deux Infusoires de taille à peu près égale, tels que le *Trachelius ovum* et le *Stentor cœruleus :* le premier renferme deux œufs seulement, d'un diamètre d'environ $0^{mm}120$ chacun, tandis que chez le second, qui en contient fréquemment une douzaine ou une quinzaine, ils n'ont que $0^{mm}021$. Le tableau suivant peut donner une idée des rapports qui existent entre le nombre des œufs, leur grandeur et le volume du corps de l'animal chez quelques-uns des Infusoires les plus répandus.

Noms des espèces.	Nombre des œufs.	Diam. des œufs.	Long. moyenne du corps (1).
		millimètre.	millimètre.
Trachelius ovum.........	2	0,120	0,45
Amphileptus gigas?......	20-25	0,018	0,50
Amphileptus anas........	2	0,008	0,06
Loxophyllum meleagris...	12-15	0,015	0,30
Loxodes rostrum	15-20	0,015	0,30
Chilodon cucullulus......	1	0,005-0,020	0,036-0,125
Bursaria truncatella	4	0,057	0,50
Ophryoglena flava	4	0,048	0,18
Spirostomum teres.......	2-3	0,018	0,30

(1) La longueur du corps a été prise, autant que possible, sur des individus en voie de reproduction, car il est à remarquer que parmi tous ceux d'une même espèce qui vivent les uns à côté des autres, ce ne sont jamais les plus volumineux qui se propagent par œufs, tandis qu'on les voit fréquemment, au contraire, se multiplier par division spontanée. Ce fait, qui, au premier abord, paraît en contradiction avec ce que l'on observe chez les animaux des autres classes, en ce qu'il semblerait indiquer que ce sont les jeunes qui, chez les Infusoires, se reproduisent de préférence par sexes, s'explique par l'existence des phénomènes de généagénèse que ces animaux présentent à un si haut degré et la diminution progressive de la taille qui est un des caractères de la reproduction fissipare. Déjà au siècle dernier le célèbre micrographe danois O. F. Müller avait remarqué avec sa sagacité habituelle que les individus d'une même espèce que l'on rencontre le plus ordinairement accouplés sont presque tous de petite taille, mais il les prenait pour des jeunes, tandis que ce sont en réalité les individus *les plus vieux*, c'est-à-dire ceux avec lesquels se ferme un de ces cycles de reproduction dont Steenstrup nous a révélé l'existence chez plusieurs animaux inférieurs.

Noms des espèces.	Nombre des œufs.	Diam. des œufs.	Long. moyenne du corps.
		millimètre.	millimètre.
Spirostomum ambiguum..	20-50	0,014	0,55-0,65
Stentor cæruleus	8-15	0,021	0,30-0,50
Euplotes patella	2	0,014	0,09
Kerona polyporum.......	4		0,15
Stylonychia mytilus......	4	0,018	0,25
Stylonychia pustulata.....	4	0,040	0,12
Urostyla Weissei	4		0,20
Urostyla indétermine.....	100 et au delà	0,007	0,29
Paramecium aurelia......	4	0,018	0,18
Paramecium bursaria.....	2-4	0,014	0,10
Paramecium indéterminé..	20-25	0,007	0,08

Il est important de noter qu'à l'époque qui nous occupe, la membrane enveloppante des œufs n'est plus aussi distinctement visible, chez la plupart des Infusoires, qu'aux périodes précédentes. En effet, lorsqu'on vient à traiter les œufs par l'acide acétique, ce réactif n'accuse plus l'existence de cette membrane par la formation de la zone claire plus ou moins large qui se dessine habituellement autour de chacun de ces corps. L'eau n'en décèle pas mieux la présence, lorsque, par suite de l'écrasement de l'animal, les œufs ont été placés au contact de ce liquide; dans cette condition, on ne constate le soulèvement d'aucune pellicule à leur surface.

Ces faits sembleraient donc prouver que les œufs manquent d'une enveloppe extérieure au moment de leur maturité. Cette opinion est encore fortifiée par cette circonstance qu'ils n'offrent plus alors la disposition régulière qu'ils affectaient aux périodes moins avancées de leur maturation et paraissent avoir abandonné l'intérieur de leur gaîne commune pour se répandre comme au hasard dans tous les points du corps (pl. IX, fig. 11, o). Cependant, si j'en juge par ce que j'ai observé chez les Stylonychies, où, plus ou moins longtemps après la maturité des œufs, j'ai encore pu parfois nettement reconnaître cette membrane dans l'espace que ceux-ci laissaient entre eux, mais sans qu'elle se fût soulevée sous la forme d'une ligne circulaire autour de chacun d'eux (pl. VIII, fig. 4, m), je penche plutôt à croire que la membrane se soude intimement au vitellus, à mesure que l'œuf approche de sa perfection pour constituer à celui-ci une enveloppe particulière avec laquelle il est évacué au dehors, tandis qu'elle se résorbe et disparaît dans leur intervalle. Il est du moins certain que chez les Stentors, l'œuf, examiné à un grossissement de huit ou neuf cents fois, se montre distinctement entouré d'une zone transparente très-mince, qui ressemble beaucoup à une membrane vitelline (pl. IX, fig. 13). Cependant, quand on comprime cet œuf sous le microscope, le contenu, au lieu de s'échapper et de laisser l'enveloppe comme une petite coque vide et affaissée, s'aplatit et s'étale à la manière d'une masse de matière graisseuse à demi figée. L'eau et l'acide acétique n'agissent pas plus efficacement que la compression pour amener la séparation de la membrane enveloppante et du contenu. Il ne serait donc pas impossible que la zone claire qui entoure l'œuf au moment de sa maturité fût simplement formée par la couche superficielle solidifiée de la masse visqueuse transparente qui tient unies les granulations vitellines. Il y aurait par conséquent là une disposition semblable à celle que M. Claparède décrit dans l'œuf de certaines Ascarides, où la membrane vitelline n'est pas non plus constituée par une enveloppe particulière, mais résulte d'une condensation de la couche périphérique du vitellus, qui arrive peu à peu à se différencier du reste de la masse et se transforme enfin en une véritable membrane (1). Chez les Infusoires, il est facile de constater que le vitellus subit, non-seulement à sa surface, mais dans toute son épaisseur, une augmentation de cohésion à mesure que l'œuf approche du terme de sa maturité, car, outre la résistance plus grande qu'il oppose, à cette dernière époque, lorsqu'on cherche à l'écraser, il présente, comparativement aux époques antérieures, un pouvoir réfringent plus considérable et une diminution de volume indiquant qu'il a éprouvé dans toute sa masse une sorte de retrait ou de contraction qui peut aller jusqu'à lui faire perdre près du tiers de son volume primitif. Faisons cependant remarquer que parmi les Infusoires eux-mêmes, il est un certain nombre chez lesquels, comme nous le verrons plus loin, la membrane enveloppante préexiste manifestement au vitellus et est un des premiers éléments qui s'organisent dans l'œuf, justifiant ainsi l'opinion qui tend à prévaloir aujourd'hui relativement à l'origine et à l'ordre d'apparition des différentes parties de ce produit chez la grande majorité des animaux.

(1) *De la formation et de la fécondation des œufs chez les Vers nématodes.* Genève, 1859, p. 34.

Un autre caractère que présente le vitellus de l'œuf mûr, c'est de prendre, sous l'action de l'acide acétique, une coloration beaucoup plus claire qu'aux périodes précédentes; cette coloration est légèrement jaunâtre ou bleuâtre et n'offre jamais la teinte jaune sale plus ou moins foncée que ce réactif communiquait au vitellus avant la maturité de l'œuf.

Ordinairement les œufs n'acquièrent toute leur perfection qu'après la séparation des deux individus à la fin de l'accouplement, ce qui place vraisemblablement le moment où ils subissent le contact de l'élément mâle plus ou moins longtemps après la cessation de cet acte. Après leur fécondation, ils sont successivement évacués au dehors, probablement par l'orifice que j'ai désigné comme étant l'ouverture génitale externe, mais, quelque désireux que je fusse d'arriver à une conviction entière à cet égard, il m'a été impossible jusqu'ici de surprendre ces animaux au moment même où ils émettent leurs œufs. Chez certaines espèces, telles que les Oxytrichines et les Stentors, cette émission est entièrement effectuée vers le troisième ou le quatrième jour qui suit l'accouplement. D'autres Infusoires gardent leurs œufs pendant un temps plus long : tels sont, par exemple, les Paramécies, où, plus de huit jours après la conjugaison, j'ai encore pu en observer quelques-uns dans l'intérieur de l'animal. Mais il n'en existe probablement aucun chez lequel leur éclosion a lieu dans le corps même de la mère, contrairement à ce qu'ont avancé quelques naturalistes de nos jours au sujet de l'existence d'embryons vivants chez les Infusoires, ainsi que je l'ai exposé dans l'introduction historique de ce travail (1).

Dans les espèces où l'ouverture génitale externe se prolonge plus ou moins manifestement en un conduit qui pénètre dans l'intérieur du corps, c'est probablement par l'intermédiaire de

---

(1) Je rappelle qu'il ne s'agit ici que des Infusoires ciliés, les seuls qui font le sujet de ce travail. L'existence d'embryons chez les Infusoires suceurs ou Acinétiniens est au contraire un fait fréquent et bien constaté, car on ne tarde pas à voir les jeunes revêtir les mêmes formes que le parent dont ils sont sortis, ce qui n'a pas encore été observé pour les prétendus embryons des espèces ciliées. Mais le nom donné à ces produits semble préjuger une origine sexuelle, tandis que, d'après mes observations personnelles, ils naissent par un simple bourgeonnement intérieur dans lequel les sexes n'interviennent nullement. Ces germes rappellent plutôt les spores mobiles des algues ou zoospores, dont ils se rapprochent en outre par leur forme et la nature de leurs mouvements.

ce canal que les œufs atteignent l'extérieur. Mais ce n'est là qu'une supposition, et, plutôt que de suppléer aux faits par des vues purement hypothétiques, je préfère reconnaître les lacunes de l'observation et avouer que mes recherches ne m'ont pas encore éclairé sur le rôle que joue ce conduit dans l'évacuation des œufs. Quant à l'existence même d'une ponte chez les Infusoires, j'ai déjà cité à l'appui le fait de la diminution graduelle des œufs dans l'intérieur du corps et leur disparition totale après un laps de temps déterminé. (Comparez dans la pl. IX les fig. 11 et 12, *o*.) L'observation suivante démontre d'ailleurs que cette disparition résulte bien d'une expulsion au dehors et non d'une résorption possible : ayant placé dans un verre de montre, au milieu de quelques gouttes d'eau pure, un certain nombre d'exemplaires de *Stylonychia mytilus* en état d'accouplement, je trouvai, au bout de trois ou quatre jours, intervalle qui s'écoule d'ordinaire entre la cessation de l'accouplement et le moment où ces animaux se débarrassent de leurs œufs, je trouvai, dis-je, plusieurs petits corpuscules brillants et ronds qui s'étaient déposés au fond du verre de montre et qui offraient la plus grande ressemblance avec les œufs encore renfermés dans l'intérieur du corps de ces animaux. J'ai été conduit au même résultat en observant des Stentors (*St. cœruleus*) qui, au moment de la reproduction, avaient été placés dans des conditions analogues. Ces faits ne permettent donc pas de révoquer en doute que les Infusoires expulsent leurs œufs après la fécondation, et que ces œufs sont destinés à se développer et à éclore hors du corps de la mère.

Le mécanisme de la formation des œufs tel que je viens de le décrire est celui que l'on observe chez la grande majorité des Infusoires. Mais pour présenter l'exposition complète de mes recherches sur ce sujet, il me reste à faire connaître un autre mode de développement de ces corps qui s'éloigne à plusieurs égards du mode précédent et que je n'ai encore eu l'occasion d'observer que chez un petit nombre d'espèces. Cependant j'ai pu l'étudier dans presque tous ses détails sur le *Paramecium aurelia*, grâce à la grande taille et à la transparence de cet Infusoire, à son abondance extrème dans toutes les eaux stagnantes et surtout à la facilité avec laquelle on peut provoquer la manifestation des phénomènes sexuels chez cet animal. en le plaçant dans certaines conditions déterminées.

De même que chez toutes les autres Paramécies, l'organe sexuel femelle se présente, dans cette espèce, sous la forme d'une petite vésicule arrondie ou ovoïde renfermant une masse granuleuse homogène, à surface parfaitement lisse et unie. Cette vésicule se prolonge en un canal assez court que j'ai désigné comme étant le conduit excréteur de l'organe et qui, comme nous l'avons vu, vient s'ouvrir dans le sillon buccal, à une petite distance au-dessus de la bouche (pl. VII, fig. 2, 3, 4, 5, *c*). Quant au contenu granuleux, il est probable qu'il ne représente autre chose que le vitellus de l'œuf primitif, dont les granulations devenues plus abondantes ne laissent plus reconnaître la vésicule transparente (germinative) renfermée dans son intérieur (fig. 2, *a*).

Pendant les premières heures de l'accouplement, aucun changement appréciable ne survient dans l'aspect de cet organe (fig. 2, 3, *a*), mais bientôt quelques lignes onduleuses commencent à en sillonner la surface et se montrent sur le bord de la masse granuleuse comme de petites incisions qui, peu profondes d'abord, pénètrent de plus en plus dans son intérieur (fig. 4, 5, *a*). Ces sillons se multiplient et s'entre-croisent en tout sens, mais sans régularité, et bientôt le vitellus tout entier prend une apparence lobulée (fig. 6, *a*). Les lobules acquièrent peu à peu la forme de circonvolutions d'abord peu saillantes et encore en partie confondues, mais qui tendent à s'isoler de plus en plus et à s'écarter les unes des autres comme un nœud dont on relâcherait graduellement les tours, puis enfin la masse tout entière se déroule lentement en un cordon cylindrique continu, tantôt simple, tantôt formé de plusieurs branches diversement contournées ou repliées (pl. VII, fig. 7 et 8, *a*). Sous ce nouvel aspect, l'organe reproducteur se montre, comme sous sa première forme, composé d'une enveloppe membraneuse et d'un contenu granuleux. A cette première phase succède une période de repos de courte durée, puis, au bout de quelques instants, de nouveaux mouvements se manifestent dans son intérieur et y provoquent d'autres transformations. Le cylindre granuleux, d'abord continu dans toute son étendue, se fragmente en un petit nombre de tronçons dans l'intérieur de sa gaîne membraneuse, puis chacun de ceux-ci se partage en d'autres segments plus petits et ainsi de suite, jusqu'à ce que la masse tout entière se trouve transformée en un grand nombre de fragments arrondis, plus ou moins gros, et dont le diamètre varie de $0^{mm},010$ à $0^{mm},014$. Traités par l'acide acétique, ils présentent pour la plupart un centre clair plus ou moins entouré de granulations, les autres paraissent uniformément granuleux. Nous verrons plus loin quelle est la signification de ces fragments (fig. 9, a).

Pendant que le contenu granuleux se divise de la sorte, son enveloppe membraneuse ne reste pas inactive, mais favorise par son allongement continu la formation des fragments et leur séparation réciproque. Elle acquiert ainsi une longueur considérable en se repliant un grand nombre de fois sur elle-même pour se loger dans la cavité du corps. Bientôt, sous l'influence de cette extension progressive, ses parois, déjà fort difficiles à reconnaître au moment où les premiers tronçons se produisent dans son intérieur (fig. 7 et 8, m), acquièrent une telle ténuité que les réactifs ne parviennent plus à les mettre en évidence, et que ce n'est plus que par une vue de l'esprit que les derniers fragments peuvent encore être considérés comme reliés par une enveloppe commune au lieu de sembler libres et épars dans l'intérieur du corps (fig. 9, 10, a).

Mais ces fragments ne sont pas les seuls éléments qui apparaissent après le morcellement du cylindre granuleux. Constamment on trouve mêlées à eux un certain nombre de petites sphères ou vésicules transparentes et homogènes, complétement dépourvues de granulations au moment de leur apparition, et dont le volume est inférieur à celui des plus petits fragments précédents, leur diamètre n'étant que de $0^{mm},007$. Ces vésicules sont presque toujours au nombre de quatre dans chaque individu, et ce n'est qu'exceptionnellement que l'on en trouve un nombre double chez quelques-uns, ou au contraire inférieur de moitié chez quelques autres. Ces corps ne sont autre chose que les germes femelles ou jeunes ovules, qui, d'abord invisibles et emprisonnés par les fragments granuleux, deviennent libres et apparents lorsque ceux-ci se séparent les uns des autres comme nous venons de le décrire.

Les parois du tube membraneux ne se laissent pas mieux reconnaître dans l'intervalle des ovules qu'entre ces derniers fragments : aussi serait-on tenté, comme pour ceux-ci, de les croire libres dans la cavité du corps et non renfermés dans un organe particulier. L'extrème variabilité que l'on remarque dans la position des ovules chez les différents individus que l'on examine successivement ajoute encore à cette illusion. Tantôt contigus et rassemblés dans un même point du corps chez quelques-uns, ils paraissent chez d'autres comme dispersés au hasard dans toutes les parties de l'animal. Mais en examinant les œufs à l'état mûr et parfait, je me suis assuré, par l'existence de deux très-fines lignes parallèles bordant les deux côtés d'une bande claire qui sous l'action des réactifs devient visible dans l'intervalle des œufs, je me suis assuré, dis-je, que ceux-ci sont réellement placés à l'intérieur d'un long canal membraneux dont les flexuosités et les replis variés rendent compte des différences individuelles que l'on constate dans la position de ces corps (fig. 9 et 10, *m*). Ce canal est évidemment en continuité avec celui qui renferme les fragments granuleux dont nous venons de parler, en sorte que, à cette période de son développement, on peut se représenter l'organe sexuel femelle du *P. aurelia* comme formé par un seul et même long tube replié un grand nombre de fois sur lui-même, et qui, outre les fragments précédents, renferme aussi les jeunes ovules destinés à se développer et à se transformer en œufs parfaits.

En écrasant l'animal à l'aide de pressions ménagées sur la lame de verre mince qui le recouvre, on parvient quelquefois, malgré leur grande fragilité, à faire sortir les ovules intacts de l'intérieur du corps et à les soumettre à l'action de l'eau ambiante. Dans cette condition, on voit au bout de quelques instants chaque ovule se dédoubler en deux petites sphères emboîtées dont la plus extérieure s'éloigne de plus en plus de la sphère interne à mesure que l'absorption de l'eau augmente dans son intérieur, et l'on reconnaît que la paroi de l'ovule, qui paraissait d'abord simple, se compose en réalité de deux membranes qui se doublent réciproquement (pl. VII, fig. 11, A). Ce résultat peut être obtenu presque instantanément au moyen de l'acide acétique, de l'iode et de divers autres réactifs appropriés. En employant ces agents à un état de dilution convenable, mais nécessairement toujours très-affaibli, on parvient à opérer ce dédoublement de l'ovule même chez l'animal en vie, et il suffit alors de ralentir ses mouvements ou de le rendre immobile à l'aide d'une légère pression sur le couvre-objet pour voir

avec la plus grande netteté l'effet produit dans son intérieur
(fig. 9, *o*) (1).

Ces faits offrent donc un résultat intéressant pour la question de l'origine et de la formation cellulaire de l'œuf, en
nous montrant cet élément déjà distinctement formé dès son
apparition de deux membranes ou vésicules étroitement emboîtées, dont l'interne représente le noyau de la cellule ovulaire (vésicule germinative) et l'externe la paroi de cette cellule
(membrane vitelline). Mais aucun contenu propre ne le caractérise encore comme élément germinatif, et pour observer la
manière dont ce contenu se dépose successivement dans son intérieur sous forme de granulations moléculaires (vitellus), il faut
se transporter à une époque un peu plus avancée de son développement. Certes ce n'est pas un des résultats les moins inat-
tendus de ces études que de pouvoir faire intervenir dans une
question aussi délicate des faits tirés de l'observation des plus
petits organismes animaux et de l'éclairer à l'aide des données
positives qui résultent de l'examen de leurs éléments sexuels.

Mais avant de suivre l'ovule dans ses transformations successives jusqu'à l'état d'œuf parfait, je dois faire une remarque
importante sur la marche de cette évolution et la manière dont
on en constate les progrès dans les espèces dont il s'agit. Chez
la plupart des animaux des autres classes qui produisent des
œufs en plus ou moins grande abondance, il est facile de trouver
dans l'appareil reproducteur d'un même individu de ces produits parvenus à toutes les périodes de leur formation, grâce
au trajet qu'ils parcourent à l'intérieur de cet appareil et à
leur perfectionnement progressif dans les différentes portions
dont celui-ci se compose. Chez les Infusoires, il en est autrement. Non-seulement, ainsi que nous le constatons plus haut,
ces animaux ne produisent, pour la plupart, qu'un nombre

----

(1) **Dans cette** circonstance, le liquide chargé du réactif est vraisemblablement
pompé au dehors par les vésicules contractiles de l'animal, à l'aide du petit pertuis
dont chacune de celles-ci est percée à son centre. (Voy. dans les figures l'organe
marqué *v.*) Ces vésicules, après s'être remplies et distendues, se contractent brusquement et chassent le liquide dans toutes les parties du corps par l'intermédiaire
des canaux ramifiés qui naissent de leur pourtour et vont se distribuer dans tout
le parenchyme de l'animal, et c'est de la sorte que le réactif parvient au contact
des œufs. Ce résultat est donc évidemment en faveur de l'opinion qui considère
les vésicules contractiles et leurs ramifications comme un système de respiration
aquatique et non comme un appareil circulatoire proprement dit.

d'œufs très-limité, mais ces œufs se développent pour ainsi
dire même du pas et atteignent simultanément le terme de leur
maturité, sans changer de situation dans l'intérieur du corps.
Il résulte de là que, pour suivre les progrès de leur évolution,
il faut les étudier successivement sur des individus de plus en
plus éloignés du moment de leur accouplement. Dans ces conditions, si l'on vient à examiner des Paramécies dont la conjugaison remonte à dix ou douze heures, on reconnaît que l'œuf
renferme déjà dans son intérieur quelques granulations moléculaires brillantes qui forment le premier rudiment du vitellus.
L'action endosmotique de l'eau montre que ces granulations
se sont déposées à la surface de la vésicule interne autour de
laquelle elles restent groupées après que la membrane extérieure s'en est séparée. Non-seulement on ne voit point de
granulations libres dans l'espace qui résulte du soulèvement
de cette membrane, mais celle-ci n'en offre elle-même aucune
adhérente à sa paroi interne (fig. 11, A, B).

Le dépôt des granules vitellins dans l'intérieur de l'ovule
paraît commencer presque immédiatement après que celui-ci
s'est dégagé des granulations de l'organe reproducteur. D'abord
rares et isolés, ces granules augmentent rapidement de quantité, s'agglutinent et se soudent entre eux, et finissent par former une couche continue et homogène qui enveloppe complétement la vésicule du germe. En même temps la membrane
vitelline est de plus en plus refoulée à l'extérieur, mais elle
reste toujours parfaitement reconnaissable et distincte de son
contenu, comme on peut s'en convaincre en la soumettant à
l'action de l'eau ou de l'acide acétique. Quant à la vésicule
germinative, elle devient, il est vrai, de moins en moins distincte, à mesure que les granulations du vitellus s'accumulent
autour d'elle, mais elle n'est jamais entièrement masquée par
ces granulations, même à l'époque où l'œuf a acquis toute sa
maturité, et il suffit toujours de l'adjonction d'une goutte
d'acide acétique pour la faire apparaître avec toute sa netteté
première (fig. 11, D, E).

Il résulte de ce qui précède que la membrane vitelline et la
vésicule du germe sont les premiers éléments qui s'organisent
dans l'œuf. Par contre, je n'ai réussi à observer la tache de
Wagner qu'à un moment où l'œuf est déjà en grande partie
formé. De très-fines granulations se montrent d'abord dans le

centre de la vésicule germinative et se condensent ensuite en un grain unique, brillant et rond, situé au même point. Quelquefois on serait tenté de croire à une apparition plus précoce de ce corpuscule en prenant pour tel le premier granule vitellin qui se dépose à la surface de cette vésicule ; mais on reconnaît aisément l'erreur en examinant des ovules d'un âge plus avancé, où le vitellus forme déjà une couche homogène continue, et qui ne laissent point encore reconnaître cet élément central.

Lorsqu'on examine des Paramécies dont l'accouplement remonte à quatre ou cinq jours, on trouve dans leur intérieur tous les ovules transformés en œufs parfaits et bien caractérisés. De même que chez la plupart des autres Infusoires, ces œufs apparaissent chez l'animal en vie comme des taches rondes, transparentes et claires. Mais il suffit d'ajouter à l'eau qui baigne ces animaux une goutte d'un réactif capable de coaguler la substance propre de l'œuf, pour faire immédiatement apparaître à la place de ces taches quatre globules brillants et arrondis, d'un volume à peu près uniforme, et dont l'éclat contraste d'une manière remarquable avec le fond terne et grisâtre de la substance du corps. Chaque globule est entouré d'une zone claire plus ou moins large, circonscrite elle-même par une ligne circulaire (pl. VII, fig. 10, *o*). Le corps central réfringent n'est autre que le vitellus condensé et détaché de son enveloppe propre (la ligne de contour extérieur), et séparé de celle-ci par un espace de largeur variable (la zone claire intermédiaire). On distingue aisément à son centre, à l'aide de grossissements un peu considérables, la vésicule de Purkinje et la tache de Wagner (fig. 10, *o*; fig. 11, E).

Chez quelques individus, au lieu de quatre œufs qui forment le nombre normal, il en existe deux ou huit. Nous verrons plus loin comment le mode de formation de ces corps permet de se rendre compte de ces anomalies.

Malgré leur liberté apparente dans la cavité du corps, les œufs, ainsi que je l'ai dit plus haut, sont en réalité renfermés dans l'intérieur d'un canal membraneux où ils sont disposés, à des distances variables, l'un à la suite de l'autre, canal qui n'est autre chose que la portion terminale du long tube replié qui résulte de la métamorphose de l'ovaire primitivement arrondi du *Paramecium aurelia* (fig. 10, *m, m'*). D'après ce que j'ai dit précédemment sur le mode d'accouplement des Paramécies, je suppose que c'est durant le trajet que ces corps parcourent dans l'intérieur de ce conduit pour parvenir au dehors qu'ils subissent l'influence de l'élément mâle. Leur progression vers l'extérieur est favorisée par le raccourcissement graduel du tube femelle, raccourcissement ayant pour effet de rapprocher de plus en plus les œufs de l'ouverture génitale externe (fig. 10, *m′*). Mais ce n'est pas seulement en vue de l'expulsion des œufs que cette rétraction s'opère; un autre résultat important se trouve atteint en même temps. A mesure que le tube génital diminue de longueur, les fragments épars dans son intérieur se rapprochent les uns des autres, se soudent entre eux et ne forment bientôt plus, au centre du corps, qu'une masse unique et homogène qui rétablit l'état primitif de l'organe reproducteur. Ainsi revenu à sa forme première, cet organe se repose pendant un temps plus ou moins long, jusqu'à ce que le retour d'une nouvelle période de propagation vienne de nouveau mettre en jeu son activité fonctionnelle et lui faire traverser derechef toute la série des phases dont le tableau s'est successivement déroulé sous nos yeux.

Indépendamment du *Paramecium aurelia* qui nous a servi de type dans la description qui précède, j'ai encore observé le même mode de formation des œufs chez le *Frontonia leucas* (*Bursaria leucas*, Ehrb.) et l'*Ophryoglena flava* (*B. flava*, Ehrb.). Ces trois espèces se ressemblant beaucoup par rapport à la forme de leur appareil reproducteur, il ne serait pas impossible qu'un grand nombre d'autres Infusoires, dont les organes sexuels sont construits sur le même type, appartinssent à cette catégorie.

Les observations qui précèdent nous dévoilent donc chez un certain nombre de ces animaux un mode de formation des œufs qui, au premier abord, paraît différer beaucoup du mécanisme de leur développement chez les autres espèces. Cependant, si nous cherchons à nous rendre un compte plus exact de chacune des phases qui caractérisent cette évolution, nous voyons que ces différences portent plutôt sur les circonstances accessoires du développement que sur le fond même des choses. Pour saisir ces rapports, il nous suffira de résumer comparativement, et en les interprétant, les faits généraux que le phénomène de la formation des œufs nous a présentés dans cette classe.

Chez tous ces animaux, un organe particulier, dont la structure ne diffère pas d'abord de celle d'une simple cellule, préside à la multiplication de ces éléments. Cet organe ou œuf primitif, après s'être diversement modifié dans chaque espèce, se transforme, à l'époque de la reproduction, en un tube plus ou moins long, dans l'intérieur duquel sont renfermées les cellules ovulaires ou œufs secondaires qui résultent de la subdivision de son contenu. Ces œufs ou ces ovules ne se présentent pas chez tous ces animaux au même degré de développement lorsque l'accouplement commence. Chez les uns ils ont déjà acquis presque toute la perfection dont ils sont susceptibles, tandis que chez les autres ils sont encore à un état plus ou moins rudimentaire. Il y a également des différences assez notables dans le nombre des éléments qui arrivent simultanément à maturité : tantôt ces éléments mûrissent tous sans distinction et deviennent susceptibles d'être fécondés, tantôt une petite quantité seulement achève ses transformations, les autres étant destinés à avorter ou du moins à ne point se développer immédiatement. De ce nombre sont évidemment les fragments granuleux arrondis qui résultent du morcellement du contenu de l'organe femelle chez le *Paramecium aurelia*, fragments dont les uns représentent des vésicules germinatives plus ou moins entourées de granulations, et les autres des amas de granules vitellins de volume variable. Les petites sphères homogènes transparentes qui deviennent visibles en même temps qu'eux sont les véritables ovules ou germes viables destinés à se transformer en œufs parfaits. Les nombres de deux, quatre ou huit, auxquels on rencontre généralement ces ovules, semblent indiquer qu'ils sont engendrés par la division dichotomique d'une cellule primitivement simple arrivant à un développement plus complet que les autres cellules de la masse ovulaire.

La manière dont ces cellules ou ovules se complètent par l'addition d'une masse vitelline propre diffère de ce que nous avons observé chez les autres Infusoires. Nous avons vu que chez ceux-ci l'œuf se trouve, dès son origine, muni de toutes ses parties constituantes essentielles, grâce à la transmission de ces parties par voie de scission d'une génération d'œufs à l'autre. Ici, au contraire, le jeune ovule, au moment de son apparition, est réduit à une simple cellule complétement dépourvue de contenu et formée d'un noyau vésiculeux en contact immédiat avec la membrane pariétale. Les granulations qui l'entouraient dans l'intérieur de la masse ovulaire commune ne prennent donc aucune part à la formation du vitellus et doivent être considérées plutôt comme un dépôt de matériaux nutritifs au milieu duquel l'ovule est logé comme l'œuf des animaux supérieurs l'est au milieu des granules du cumulus proligère. Ce n'est que postérieurement à sa mise en liberté par suite de la séparation des éléments de la masse ovulaire que les premières granulations vitellines commencent à envelopper la vésicule du germe, comme nous l'avons décrit plus haut, et finissent par former autour de celle-ci une masse compacte qui ne diffère pas du vitellus de l'œuf des autres Infusoires.

Telles sont les principales variations que l'on observe chez ces animaux par rapport au mode de formation de l'élément sexuel femelle. Mais ces différences ne se présentent pas toujours avec des caractères aussi tranchés que dans les espèces précédentes. Chez plusieurs Infusoires, le développement des œufs participe à la fois des deux modes principaux que nous avons décrits plus haut, justifiant ainsi l'analogie que nous nous sommes efforcé de démontrer dans le mécanisme d'après lequel cet élément se forme chez tous les représentants de cette classe. C'est ainsi que chez une Paramécie d'espèce indéterminée, mais voisine du *P. aurelia*, l'organe reproducteur présente, dans ses premiers développements, à peu près les mêmes phases que chez ce dernier, mais au lieu de produire des éléments dont la plupart demeurent à l'état stérile, il donne naissance à vingt ou vingt-cinq ovules fertiles qui deviennent autant d'œufs mûrs et bien caractérisés ; de plus, tous ces ovules présentent déjà, au moment où ils se séparent les uns des autres, un contenu granuleux plus ou moins abondant, destiné à faire partie intégrante du vitellus. Enfin chez une troisième espèce du même genre, le *P. bursaria*, la masse ovulaire ne subit qu'un fractionnement incomplet. Deux, quelquefois quatre ovules, larges de $0^{mm},0072$, se détachent de la masse commune, laquelle conserve sa forme arrondie primitive, et se transforment en autant d'œufs complets, d'un diamètre de $0^{mm},0144$.

Pour terminer cette étude comparative des phénomènes dont l'organe sexuel femelle est le siége, il me reste à ajouter que chez quelques Infusoires un organe nouveau se crée de toutes pièces, après chaque époque de reproduction, pour remplacer l'ancien appareil qui disparaît sans vestige (Oxytrichines, Stentors, etc.), tandis que chez les autres il se reforme à l'aide des matériaux du premier appareil qui n'ont pas servi à la formation des éléments reproducteurs (Paramécies). Cette reconstitution de l'organe sexuel semble donc indiquer que la propagation par oviparité ne vient pas mettre un terme à la vie de ces êtres, comme cela a lieu pour un grand nombre d'autres animaux, mais qu'ils continuent à vivre, tout en conservant la faculté de produire de nouvelles générations. Cependant, dans les conditions artificielles qui résultent de leur séjour dans les vases de verre ou autres où l'on élève ces animalcules pour pouvoir les observer, on remarque presque toujours qu'après s'être reproduits ils disparaissent beaucoup plus rapidement dans l'intérieur du liquide que dans les circonstances ordinaires, soit parce qu'ils n'y trouvent plus qu'une nourriture insuffisante, soit pour tout autre motif. Le manque d'aliments paraît être effectivement, chez quelques-uns, la raison de cette disparition, car je me suis assuré qu'en leur fournissant une nourriture appropriée plus abondante, certains Infusoires prolongeaient beaucoup leur existence dans les petites mares artificielles où l'on entretient ces animalcules pour l'étude, et qu'ils pouvaient même s'y multiplier bientôt de nouveau par division spontanée et donner naissance à une population nombreuse.

ORGANE MALE ET SPERMATOZOÏDES. — Nous avons vu qu'au moment où il apparaît à côté de l'organe femelle, l'organe mâle se présente sous la forme d'une petite vésicule sphérique, composée d'une paroi membraneuse et d'un contenu granuleux, et que cette vésicule n'est autre chose qu'une cellule spermatique isolée, de même que l'élément femelle n'est lui-même représenté, aux premiers temps de sa formation, que par une cellule ovarienne simple. Cette vésicule ou œuf mâle offre dans ses développements ultérieurs des faits très-semblables à ceux que nous venons d'observer dans l'œuf femelle. Il y a même ordinairement une corrélation exacte dans la manière dont chacun d'eux se comporte dans une espèce donnée. Lorsque l'œuf femelle atteint le terme de sa maturité sans s'être préalablement multiplié par scission transversale. L'œuf mâle parcourt également toutes les phases de son évolution à l'état indivis, et de même, lorsque le premier a donné naissance, avant cette époque, à une plus ou moins grande quantité d'autres éléments semblables, le second se divise aussi en un même nombre de parties secondaires dont chacune correspond à l'un des éléments du premier organe. Mais la multiplication des deux ovules primordiaux ne s'effectue pas toujours simultanément, et il arrive le plus souvent que les subdivisions de l'un devancent plus ou moins longtemps celles de l'autre. Pour l'œuf mâle en particulier, sa multiplication est parfois complétement achevée au moment où l'animal atteint l'âge adulte, tandis que celle de l'œuf femelle ne s'est encore qu'incomplétement opérée. Cependant, le plus ordinairement, c'est l'élément mâle qui offre moins de précocité et qui persiste même parfois avec sa forme simple jusqu'au temps de la propagation pour se diviser alors en autant de fractions qu'il y a d'œufs destinés à mûrir. Il résulte de là que, pour bien juger de la corrélation que nous signalions tout à l'heure, c'est seulement au moment de la reproduction qu'il convient d'examiner le nombre des éléments auxquels chaque élément sexuel primitif a donné naissance.

Je n'insiste pas davantage sur ces faits qui, ainsi que je l'ai exposé dans la première partie de ce Mémoire, nous donnent la clef de toutes les variations que l'on observe dans l'aspect des organes générateurs chez les Infusoires. Quant au mode suivant lequel s'effectue la multiplication de l'ovule mâle, j'y reviendrai dans la suite de ce travail en parlant des espèces où cette multiplication est le préliminaire immédiat du développement des corpuscules fécondateurs. Décrivons d'abord le mode de formation de ces corpuscules dans ceux des types de la classe qui, au moment de la reproduction, présentent déjà un nombre plus ou moins considérable d'ovules mâles parfaitement caractérisés, et prenons pour exemple le *Stylonychia mytilus*, dont les organes sexuels nous offrent une disposition avec laquelle nous sommes bien familiarisés (pl. VIII, fig. 1 et 2).

La partie mâle de l'appareil reproducteur de cet Infusoire se compose, ainsi que nous le savons, de quatre petits globules groupés deux à deux auprès des éléments de l'organe femelle, et représentant chacun une cellule spermatique simple ou œuf mâle (pl. VIII, fig. 1 et 2, *b*). Le premier stade de leur déve-loppement consiste en une sorte de gonflement, pendant lequel la membrane d'enveloppe s'écarte un peu du contenu sur lequel elle était d'abord exactement appliquée. En même temps, ce contenu, qui était d'abord remarquable par sa consistance ho-mogène et son aspect réfringent, devient plus pâle, plus transpa-rent, et laisse mieux reconnaître les fines granulations molécu-laires qui le composent. Chaque globule spermatique s'est alors transformé en une petite vésicule ronde entourant à distance une masse ou noyau granuleux intérieur (pl. VIII, fig. 6, B, *b*). C'est aux dépens de cette masse granuleuse que la génération des spermatozoïdes a lieu. En effet, à une période un peu plus avancée, on remarque que la vésicule s'est agrandie et que le noyau a pris une forme légèrement aplatie, hémisphérique ou discoïdale. En même temps, il s'est rapproché d'un des points de la membrane pariétale. Par sa face qui regarde l'intérieur de la vésicule, ce noyau donne naissance à un faisceau conique de filaments extrêmement ténus, agglutinés entre eux, surtout vers le sommet du cône qui présente un aspect homogène et brillant qu'augmente le traitement par l'acide acétique (fig. 6, C, les deux cellules inférieures, *b*, *b*). Ce sommet vient presque toucher la paroi de la vésicule à l'opposite du point près duquel est situé l'amas des granulations génératrices des spermato-zoïdes. Bientôt ceux des filaments qui occupent la périphérie du faisceau se détachent de la masse commune et se redressent autour du noyau granuleux. Les filaments placés au centre ne tardent pas à s'isoler aussi les uns des autres et prennent la même disposition que les précédents. Lorsque, à cette époque de son développement, la cellule spermatique est située de manière à présenter en haut l'amas granuleux, celui-ci paraît occuper le centre de cette cellule et sur son bord se voit un cercle de fila-ments radiés, légèrement courbes, qui s'étendent jusqu'à la pa-roi cellulaire (voy. fig. 6, C, les deux cellules supérieures, *b*, *b*). Peu à peu la cellule acquiert une forme allongée, ovalaire, les granulations du noyau deviennent de plus en plus rares, et les filaments spermatiques, abandonnant leur disposition rayon-nante, s'ordonnent en deux faisceaux opposés base à base et dirigés par leurs extrémités libres vers les deux pôles de la cellule. Une zone granuleuse plus ou moins étroite, dernier vestige du noyau générateur, sépare encore pendant quelque temps ces faisceaux, puis s'évanouit tout à fait (fig. 6, D, *b*). Quelquefois, avant de disparaître, les granulations de cette zone se soudent entre elles, grossissent, prennent une forme allongée, ovoïde, et s'alignent en une série régulière, placée transversalement vers le milieu de la cellule. Chaque filament spermatique paraît alors terminé par une petite extrémité renflée qui en représente la tête. Cependant cette forme ne coïncide pas avec l'état de maturité complète de ces éléments, car peu à peu le renflement céphalique s'amoindrit en s'effilant (fig. 7), et disparaît enfin complètement.

Lorsque l'ovule mâle a acquis toute sa maturité, sa forme est celle d'une vésicule ou capsule ovoïde, d'une délicatesse extrême, transparente et pâle (fig. 8). Son volume est à peu près le même que celui de l'œuf femelle parvenu au terme de son développement ($0^{mm},018$). Observé à l'aide d'une compression légère chez l'animal en vie, il apparaît comme une simple tache claire dans l'intérieur du corps, et l'on ne reconnaît que très-imparfaitement le faisceau des filaments renfermés dans son intérieur. Ceux-ci ne deviennent perceptibles qu'après avoir été traités par l'acide acétique, l'iode, ou d'autres réactifs appropriés. Dans ces conditions, il suffit déjà d'un grossissement de 200 à 300 fois pour apercevoir l'apparence fasciculée du contenu de la capsule; mais pour reconnaître les plus minces filaments du faisceau spermatique, il est indispensable de recourir à des grossissements beaucoup plus puissants (de 700 à 800 fois), aidés par un jour favorable et un éclairage oblique obtenu au moyen d'une inclinaison convenable du miroir réflecteur. Ces filaments apparaissent alors sous forme d'un faisceau droit, étendu d'une extrémité à l'autre de la capsule. Çà et là, ils se groupent en fascicules secondaires plus ou moins gros et parallèles entre eux. Il n'est pas impossible que cette disposition fasciculée du faisceau principal ne soit qu'un effet de rétraction dû à l'action du réactif employé. Quoi qu'il en soit, la forme de ces fascicules permet de se faire une idée plus nette de celle des zoospermes isolés, ceux-ci étant souvent difficiles à reconnaître en raison de leur finesse et de leur transparence extrêmes. Ce sont des corpuscules capillaires, droits, un peu rigides, d'une ténuité excessive, très-légèrement renflés vers le milieu et terminés à chaque extrémité par une pointe effilée qu'il est impossible de suivre dans toute son étendue. Ils n'offrent donc pas, par conséquent, une tête et une queue distinctes, comme chez beaucoup d'autres animaux, et c'est avec les filaments spermatiques des Turbellariés et de beaucoup de Mollusques qu'ils ont le plus de ressemblance.

Je n'ai jamais vu les spermatozoïdes être agités de mouvements dans l'intérieur de la capsule : ils m'ont toujours paru, au contraire, complétement immobiles à toutes les périodes de leur développement.

Lorsque, par suite de l'écrasement de l'animal, cette capsule est mise en contact avec l'eau extérieure, ce liquide exerce une action rapidement délétère sur les filaments renfermés dans son intérieur. La capsule se gonfle, se déforme, les filaments spermatiques perdent leur disposition fasciculée', s'enchevétrent les uns dans les autres, prennent quelquefois une apparence frisée, puis se détruisent des extrémités vers la partie moyenne qui résiste pendant un temps plus long à l'action du liquide. D'autres fois, le faisceau tout entier se rétracte vers le centre de la capsule et se convertit en une masse grenue irrégulière. Dans l'eau albumineuse, ces organes conservent mieux leur forme et leur disposition, tandis que les solutions alcalines et acides, l'iode, l'alcool, l'eau sucrée, etc., exercent sur eux une influence destructive intense.

A l'époque qui nous occupe, la disposition des œufs mâles dans l'intérieur du corps diffère beaucoup de celle qu'ils présentaient hors du temps de la reproduction. Dès les premières phases de leur développement, ils abandonnent leur situation auprès des éléments femelles, sur l'un des côtés desquels ils étaient d'abord régulièrement alignés l'un derrière l'autre. Bientôt on n'observe plus aucune régularité dans leur position et chaque individu présente à cet égard une aspect différent, non moins variable que celui des œufs femelles au moment de leur maturité complète.

En cherchant à nous rendre compte du changement de position que subissent ces derniers dans le cours de leur développement, nous avons reconnu qu'il était dû à l'allongement progressif du tube membraneux qui les renferme, et aux replis variés que ce tube forme en s'allongeant dans la cavité du corps. Existe-t-il une disposition semblable pour les éléments mâles, et peut-on expliquer par un mécanisme analogue les variations qui surviennent dans la situation de ces éléments aux différentes phases de leur évolution? Malgré mes efforts pour arriver à cette constatation, je n'ai point réussi à reconnaître que les œufs mâles fussent renfermés dans un canal membraneux analogue à celui qui contient les œufs femelles, mais ils m'ont toujours paru entièrement libres et indépendants les uns des autres. Je ne puis néanmoins me résoudre à considérer cette apparence comme exprimant l'état réel des choses. Il est en effet difficile d'admettre que la conformité si remarquable que nous avons observée jusqu'ici entre les éléments mâles et les éléments femelles, relativement à leurs autres conditions de structure et de développement, n'existe aussi par rapport à la disposition que nous signalons ici. En décrivant plus loin le mode de multiplication de l'ovule mâle, nous reviendrons plus amplement sur cette question, et nous exposerons les raisons qui nous portent à considérer au moins comme très-probable la communication des différents éléments auxquels cet ovule donne naissance par ses divisions successives.

Quoi qu'il en soit, pour nous en tenir aux faits qui résultent de l'observation directe, l'on trouve, après la séparation des deux individus, les capsules spermatiques diminuées de volume et présentant un aspect plus ou moins flétri; elles renferment quelques petits corpuscules linéaires inégaux, qui sont évidemment des groupes de zoospermes en voie de résorption. Plus tard, ces capsules disparaissent entièrement, et l'on ne trouve plus dans l'intérieur de l'animal que des œufs mûrs et bien développés (pl. VIII, fig. 4, *o*).

Telles sont les diverses phases que nous offre la génération des spermatozoïdes chez le *Stylonychia mytilus*. Dans la plupart des autres Infusoires, leur formation a lieu d'après un mode complétement identique, et ces animaux ne diffèrent entre eux que par le nombre des ovules mâles qui se développent à une même époque de reproduction. Nous avons signalé précédemment la concordance remarquable qui, chez beaucoup d'Infusoires, existe entre le nombre de ces éléments et celui des éléments femelles qui mûrissent en même temps. C'est ainsi que les Chilodons ne produisent qu'un seul œuf et une seule capsule spermatique. Chez le *Stylonychia mytilus*, l'*Urostyla Weissei, etc.*, les éléments sexuels sont au nombre de quatre de part et d'autre. Un des exemples les plus remarquables que nous connaissions sous ce rapport nous est fourni par le *Spirostomum ambiguum*, où chacun des quarante ou cinquante grains qui, au temps de la reproduction, composent le long chapelet des œufs dans cette espèce, porte, incrusté à sa surface, un petit corpuscule qui ne devient visible qu'à cette époque, et qui en représente l'élément mâle correspondant (pl. IX, fig. 7). Les Stentors offrent également, lors de leur propagation, des ovules mâles et femelles en assez grande abondance (pl. IX, fig. 11).

Chez plusieurs Infusoires, le nombre des éléments mâles et celui des éléments femelles ne se trouvent plus dans le rapport d'égalité parfaite que nous ont offert les précédentes espèces, mais l'un de ces nombres reste inférieur à l'autre de moitié. Le cas qui se présente le plus fréquemment est celui qui est exprimé par la proportion 4 : 2, dont le premier terme représente les éléments femelles, et le deuxième les éléments mâles. Ce rapport est la démonstration mathématique du mode de génération de chaque ordre d'éléments, à l'aide de la segmentation binaire d'un élément originaire simple (1) (*Oxytricha*, *Stylonychia pustulata*, *Kerona polyporum*, pl. VIII, fig. 13). Mais ces chiffres peuvent présenter des différences beaucoup plus considérables : c'est ainsi que chez un Paramecium cité plus haut, le nombre des œufs ne s'élève pas à moins d'une vingtaine, tandis que celui des capsules séminales n'est que de deux ou de quatre au plus.

J'ai dit plus haut que, dans un certain nombre de types, la cellule spermatique mère ou ovule mâle primitif, bien que destinée à engendrer d'autres éléments semblables, persiste avec sa forme rudimentaire initiale jusqu'au moment où les spermatozoïdes vont se développer dans son intérieur, c'est-à-dire jusqu'à l'époque de l'accouplement. Dans ce cas, elle prélude aux modifications qui ont pour but l'apparition de ces corpuscules, en se divisant une ou plusieurs fois suivant les espèces. Les phénomènes de cette division offrent une grande ressemblance avec ceux de la scission de l'œuf femelle. La cellule mâle commence par pâlir et par s'agrandir, et se transforme en une capsule ovoïde et transparente dont la surface présente

---

(1) Il n'est pas rare de voir l'élément mâle se subdiviser deux fois, comme l'élément femelle, ce qui ramène l'égalité dans le nombre de leurs produits définitifs.

souvent distinctement une apparence striée sur laquelle nous reviendrons tout à l'heure. Puis un étranglement se prononce vers son milieu, et la partie étranglée continue à s'allonger en s'effilant graduellement, tandis que les extrémités se renflent et grossissent de plus en plus. Ici se présente la question de savoir si ce rétrécissement médian va jusqu'à déterminer la rupture complète de la membrane d'enveloppe et la séparation des deux capsules secondaires, comme cela a lieu pendant la division spontanée où chacun des deux individus nouveaux emporte une de ces capsules, ou bien si celles-ci demeurent unies ensemble par cette portion effilée de leur enveloppe, comme nous l'avons décrit pour les différentes subdivisions de l'œuf, lesquelles doivent à cette disposition la forme de chapelet qu'elles présentent chez un certain nombre d'Infusoires. Si, pour décider cette question, l'on s'en rapportait uniquement à ce que l'observation directe permet de constater, l'on serait disposé à admettre l'indépendance réciproque des deux capsules nouvelles, car celles-ci apparaissent effectivement, par la suite, sous forme de deux petites vésicules parfaitement closes, sans communication apparente, et situées souvent dans des points du corps fort éloignés l'un de l'autre. Mais il se peut fort bien que la transparence extrême de la membrane d'enveloppe, dans l'intervalle des deux capsules, soit l'unique cause qui empêche de la reconnaître, surtout en l'absence d'un contenu solide qui, en s'en séparant sous l'influence des réactifs, puisse servir à la déceler par la formation de l'espace vide qui, dans ces circonstances, se produit habituellement entre le contenu et son enveloppe. C'est en raison de difficultés du même genre, inhérentes d'une manière générale à la constatation de tous les organes membraneux flottant, à l'état de vacuité, dans un parenchyme mou ou demi-liquide, que nous avons eu tant de peine à reconnaître la persistance du canal des œufs chez un grand nombre d'Infusoires, lorsque, après la maturité, ces œufs se sont séparés les uns des autres et dispersés dans tous les points du corps. L'insuccès de nos tentatives pour arriver à la constatation d'une disposition analogue des éléments mâles n'exclut donc pas la possibilité de son existence. Mais il y a plus : ainsi que nous l'avons déjà indiqué précédemment, nous avons réussi à apercevoir chez le *Paramecium aurelia* une disposition qui indique évidemment qu'une

voie spéciale se trouve établie pour l'issue des corpuscules séminaux dans l'acte de la fécondation, disposition qui consiste
en un prolongement tubuleux que l'enveloppe de la capsule
spermatique envoie vers le fond du sillon buccal où il vient
sans aucun doute s'ouvrir au dehors (pl. VIII, fig. 2, 5, *d*).
Or, l'on comprendrait difficilement l'utilité de ce canal, qui
paraît jouer le rôle d'un véritable conduit excréteur, si les
différentes subdivisions de la capsule, au lieu de rester en
communication les unes avec les autres, formaient chacune
un tout parfaitement clos et séparé des autres organes semblables. En admettant, au contraire, la réalité de cette communication, on s'explique d'une manière très-naturelle et très-
satisfaisante comment les filaments spermatiques peuvent, au
moment de leur maturité, se diriger de chacune de ces capsules
vers l'ouverture extérieure commune pratiquée pour leur sortie.
Enfin, aux raisons précédentes viennent se joindre celles que
l'on peut légitimement déduire, ainsi que nous l'avons déjà fait
remarquer, de l'analogie que les deux appareils sexuels offrent
dans la plupart de leurs autres conditions organiques et physiologiques, analogie qui se trouverait ainsi complétée par
rapport à tous les détails fondamentaux de l'organisation de
ces appareils.

J'ai dit qu'au moment de sa division la capsule spermatique
présente toujours un aspect strié plus ou moins évident. Ces
stries sont peu nombreuses, relativement assez grosses, et s'é-
tendent d'une extrémité de la capsule à l'autre. Elles sont déterminées par des organes que l'on peut aisément séparer les
uns des autres par l'écrasement de la capsule, et qui se présentent alors sous la forme de petits bâtonnets rigides, atténués
aux deux bouts et légèrement arqués. Chez le *Paramecium
bursaria* où ils sont le plus volumineux, j'en ai compté de
8 à 10 dans une même capsule, et leur longueur variait de
$0^{mm}0180$ à $0^{mm}0212$.

Au premier abord, on serait tenté de prendre ces bâtonnets
pour des fascicules de spermatozoïdes encore incomplétement
développés et intimement agglutinés entre eux. Mais leur apparition constante au moment de la fissiparité, où il ne peut
guère être question d'un développement de zoospermes, ne
permet pas de s'arrêter longtemps à cette supposition. Peut-
être, ainsi que je l'ai dit ailleurs, ne faut-il voir dans ces organes

que des portions de la membrane capsulaire épaissies et développées sous forme de bandes ou de côtes longitudinales, et rendues plus évidentes par l'augmentation de volume qui accompagne la division de la capsule spermatique.

Quoi qu'il en soit de cette interprétation, peu de temps après que la capsule s'est étranglée vers son milieu, quelquefois même avant que cet étranglement se soit manifesté, l'on remarque que ce système de bandes ou de stries présente une solution de continuité au point correspondant à la partie étranglée de la membrane d'enveloppe. Cette striation persiste encore pendant un temps plus ou moins long, avant de disparaître, sur chacune des deux moitiés de la capsule primitive, après la séparation complète de ces moitiés.

Les modifications ultérieures que subissent les nouvelles capsules ne sont pas les mêmes, suivant qu'on les examine pendant la reproduction fissipare ou pendant la génération sexuelle. Dans la première, ces organes reviennent peu après à la forme rudimentaire que la capsule mère présentait avant sa scission, tandis que dans la reproduction sexuelle, cette division n'étant que le prélude d'une organisation nouvelle de ces éléments, ceux-ci continuent à grossir et se remplissent bientôt de spermatozoïdes bien caractérisés.

En poursuivant le mode de formation des corpuscules séminaux chez les différents Infusoires, je rencontrai bientôt une espèce où leur développement m'offrit des particularités qui méritent d'être signalées ici. C'est ce même Infusoire, le *Paramecium aurelia*, chez lequel le mécanisme de la formation des œufs nous a déjà présenté des circonstances si intéressantes. Hors du temps de la reproduction, l'organe mâle n'offre rien, dans cette espèce, qui le distingue essentiellement des organes analogues des autres Infusoires. C'est un petit corpuscule rond, pâle, formé d'une membrane et d'un contenu granuleux, et à demi caché dans une fossette située à la surface de l'élément femelle. Au moment de l'accouplement, l'ovule mâle commence par abandonner cette petite loge et s'en éloigne plus ou moins, puis il grossit et devient de plus en plus pâle et difficile à reconnaître. A un stade un peu plus avancé, on trouve l'enveloppe soulevée sur la presque totalité de la surface du contenu, et n'y adhérant plus que dans une petite étendue. Ce sont les granulations de ce contenu qui vont se développer en filaments spermatiques. Ceux-ci commencent en effet bientôt à se montrer sous la forme d'un petit pinceau de filaments sortant de l'angle situé entre la membrane et l'amas des granulations (pl. VII, fig. 12, C, *s*). Peu à peu, ces filaments acquièrent plus de longueur et se rassemblent en un faisceau serré qui se recourbe autour du contenu, en l'embrassant exactement par sa concavité (fig. 12, D). Parvenu dans l'angle opposé à celui qui lui donne insertion, ce faisceau repousse par sa pointe la membrane d'enveloppe et s'en forme une gaîne qu'il tend à entraîner dans le mouvement de spirale qu'il continue à décrire autour de la masse génératrice (fig. 12, E).

Si l'on examine vers la fin de cette période de leur développement la disposition des filaments spermatiques, on les trouve serrés en un faisceau enroulé sur lui-même avec la membrane d'enveloppe, de manière à décrire les premiers éléments d'une spirale à tours non contigus et placés sur un même plan. Plus ou moins distante du bord convexe de cette spirale, l'enveloppe adhère aux deux extrémités de celle-ci et s'applique sur son bord concave, où elle s'interpose aux différentes portions de la spire (fig. 12, F).

Lorsque les filaments spermatiques ont cessé de s'accroître et de s'enrouler, ils tendent à se redresser peu à peu avec leur capsule. Celle-ci acquiert d'abord la forme d'un croissant ou d'un C dont les branches, d'abord presque contiguës, s'écartent de plus en plus. L'amas granuleux placé à l'une des pointes de ce croissant se résorbe et disparaît, les zoospermes se séparent à leurs extrémités et forment deux petits pinceaux autour desquels la membrane de la capsule se renfle et s'arrondit en une ampoule ovoïde (fig. 12, I).

A une période plus avancée, on trouve la capsule complétement redressée; sa partie moyenne étroite, en forme de tube, renferme la portion encore agglutinée des filaments spermatiques, tandis que ses extrémités renflées en ampoules logent les bouts dissociés de ces mêmes filaments (fig. 4, *b*). Plus tard, la partie rétrécie du tube disparaît dans l'intervalle des deux ampoules avec la portion du faisceau qu'elle renfermait, et les ampoules deviennent chacune une capsule nouvelle dans l'intérieur de laquelle les spermatozoïdes achèvent de s'organiser (pl. VII, fig. 5, *b*, *b*).

Il n'est pas rare que la multiplication de la capsule primitive se borne à la production de deux capsules secondaires, telle que nous venons de la décrire, mais le plus habituellement chacune de ces dernières se subdivise encore une fois avec les filaments qu'elle renferme, de manière que le nombre de ces organes se trouve porté à quatre (fig. 6, *b, b, b, b*). Enfin, dans certaines circonstances, chacune de ces quatre capsules nouvelles se sépare à son tour en deux moitiés, et il en résulte un nombre total de huit capsules, renfermant toutes un faisceau de spermatozoïdes bien développés (fig. 8, *b, b*).

La circonstance la plus remarquable du mode de multiplication que nous venons de décrire, c'est que les spermatozoïdes ne naissent pas dans l'intérieur des capsules nouvelles au fur et à mesure que celles-ci se forment, mais proviennent tous, par voie de division dichotomique, du faisceau primitif engendré dans l'intérieur de la capsule mère aux dépens des granulations qui formaient le contenu de cette dernière. Il résulte de là que, lorsque celle-ci a donné, par exemple, naissance à huit capsules secondaires, chaque filament isolé que celles-ci contiennent n'est en réalité que la huitième partie d'un des filaments qui composaient le faisceau primitif. C'est un fait entièrement homologue à celui du partage successif du vitellus de l'œuf femelle entre les œufs nouveaux que celui-ci produit par ses divisions dichotomiques, et de même que nous avons vu ce dernier élément conserver sa faculté de multiplication jusqu'au terme de son évolution, c'est-à-dire jusqu'à sa maturité entière, de même l'élément mâle possède l'aptitude à se partager, alors que des spermatozoïdes bien caractérisés ont déjà apparu dans son intérieur.

Indépendamment du mode précédent, le développement des spermatozoïdes du *Paramecium aurelia* s'opère fréquemment d'après un autre mécanisme qui présente plus d'analogie avec l'évolution de ces éléments chez les autres Infusoires. La cellule spermatique commence par prendre une forme ovalaire, et l'enveloppe s'écarte de toutes parts du contenu granuleux. Celui-ci donne naissance par chacune de ses moitiés à un faisceau de filaments dont la pointe effilée se dirige vers l'extrémité correspondante de la cellule. Cette pointe, en s'allongeant, repousse devant elle la membrane pariétale, s'en forme une gaîne, et la cellule acquiert de la sorte l'aspect d'un fuseau également atténué à ses deux extrémités (pl. VII, fig. 12, L). Puis le contenu granuleux se résorbe et disparaît: les zoospermes, continuant à s'allonger par leur extrémité d'abord adhérente aux granulations génératrices, se disposent parallèlement en un faisceau unique qui remplit tout l'intérieur de la cellule. Quelquefois les faisceaux qui naissent de chaque côté de la masse granuleuse se développent d'une manière inégale, l'un demeure plus court que l'autre, ou bien se compose de filaments beaucoup plus ténus que ceux du faisceau opposé (pl. VII, fig. 12, K). Il est remarquable que, dans ce mode de développement des zoospermes, la cellule spermatique reste constamment indivise, au lieu de se partager en deux ou un plus grand nombre de cellules secondaires, comme dans le mécanisme de formation que nous avons décrit en premier lieu chez le *P. aurelia.*

Nous avons vu que le nombre des capsules spermatiques mûres que renferme chaque individu de cette espèce est ordinairement de quatre, comme celui des œufs, mais que, de même que pour ceux-ci, ce nombre pouvait s'élever au double de la quantité normale ou descendre, au contraire, à la moitié de cette quantité, et nous avons indiqué la cause de ces variations. Une circonstance singulière dont l'explication m'échappe absolument, c'est que le nombre de ces capsules est toujours exactement semblable chez les deux individus d'un même couple. La même symétrie s'observe par rapport à la marche de l'évolution de ces organes, en sorte qu'il y a toujours un synchronisme parfait dans les phases successives que ceux-ci traversent dans le cours de leur développement chez les deux animaux conjugués. Pour se convaincre de la vérité de cette assertion, il suffit de jeter les yeux sur les figures que nous donnons ici de plusieurs couples de Paramecium où les organes sexuels se présentent à différents degrés de développement d'un couple à l'autre, tandis qu'ils offrent des phases complétement parallèles et identiques chez les deux individus qui composent chaque couple (pl. VII, fig. 2, 3, 4, 5, 6).

Lorsque l'accouplement touche à sa fin, c'est-à-dire vers le troisième ou le quatrième jour de sa durée, les capsules spermatiques sont toutes parvenues au terme de leur maturation. A cette époque, leur forme et leurs dimensions sont à peu près les mêmes que chez le *Stylonychia mytilus*, et les spermatozoïdes qu'ils renferment présentent également la plus grande ressemblance avec ceux de ce dernier Infusoire. Ce sont des corpuscules filiformes, d'une finesse extrême, rangés les uns à côté des autres de manière à former un faisceau assez lâche qui remplit toute la capsule (pl. VII, fig. 12, M, N). Dans l'intérieur de celle-ci, les filaments spermatiques sont complétement immobiles, comme d'ailleurs chez tous les Infusoires où j'ai pu les observer à l'état de maturité. Je ne saurais dire si, après leur sortie de la capsule, et dans l'état de désagrégation complète qui succède à leur mise en liberté, ils acquièrent des mouvements, l'extrême ténuité de ces filaments ne permettant pas de les reconnaître lorsqu'ils sont isolés. Si l'on cherche à provoquer artificiellement leur dissociation en pressant sur la capsule pour en amener la rupture et l'issue des filaments renfermés dans son intérieur, ceux-ci ne résistent pas aux manœuvres exercées dans ce but, ils s'accolent les uns aux autres en une masse irrégulière, compacte, et deviennent complétement méconnaissables. L'eau et les divers agents chimiques leur font subir les mêmes altérations que celles que nous avons décrites plus haut en parlant des spermatozoïdes du *Stylonychia mytilus*.

Vers la même époque, on trouve fréquemment, chez les deux individus d'un même couple, l'une des capsules plus ou moins rapprochée de la surface de jonction de ces animaux, à la hauteur de la bouche et en regard, quelquefois même presque au contact de la capsule correspondante de l'animal adjacent (pl. VII, fig. 5 et 6).

De cette observation j'avais d'abord cru pouvoir conclure qu'ils se fécondaient mutuellement en échangeant leurs capsules spermatiques à travers l'ouverture buccale, mais lorsque j'eus reconnu l'existence du conduit que j'ai caractérisé comme un canal déférent et constaté son insertion vers l'extrémité postérieure de la fosse buccale, immédiatement au devant de la bouche, j'acquis la preuve que j'avais été induit en erreur par la situation rapprochée des deux orifices sexuel et buccal, et je fus ainsi amené à une explication différente du mode de fécondation de ces animaux.

En effet, la situation que la capsule spermatique vient occuper, au temps de sa maturité, dans le voisinage de la bouche, est simplement le résultat de la rétraction du conduit qui la fait communiquer avec la surface extérieure du corps. Cette rétraction, en amenant la capsule presque au contact de l'orifice externe de ce canal, a pour effet d'abréger le chemin que les spermatozoïdes ont à parcourir après leur mise en liberté pour parvenir à cet orifice et pénétrer de là dans les voies sexuelles femelles de l'animal opposé (pl. VII, fig. 5, *d*). C'est un mécanisme complétement analogue à celui par lequel s'effectue la ponte des œufs, dont la sortie, ainsi que nous l'avons vu, est également facilitée par le raccourcissement du tube qui les renferme et leur rapprochement consécutif de l'orifice par lequel ce tube débouche à l'extérieur.

Après l'accouplement, on trouve les capsules spermatiques diminuées de volume et en voie de résorption : on a beaucoup de peine à les reconnaître, et elles ne renferment plus qu'un petit nombre de très-courts filaments qui sont des restes de zoospermes sur le point de disparaître (pl. VII, fig. 9, *b*, *b*). A ce moment, les œufs n'existent encore qu'à l'état de simples ovules (fig. 9, *o*, *o*). Il y a donc tout lieu de croire que les zoospermes qui ont été transmis à l'animal par son congénère restent emmagasinés dans quelque organe annexe de ses voies sexuelles femelles, jusqu'à ce que les œufs aient acquis la maturité nécessaire pour subir efficacement l'influence de la fécondation. Du cinquième au sixième jour après l'accouplement, les œufs ont atteint toute la perfection dont ils sont susceptibles, et l'on ne trouve plus aucun vestige des éléments générateurs mâles (fig. 10, *o*, *o*).

Chez le *Paramecium bursaria*, le développement de l'œuf mâle et la formation des spermatozoïdes m'ont offert des faits très-analogues à ceux que je viens de décrire chez le *P. aurelia*. Cet œuf reste plus fréquemment indivis que chez ce dernier Infusoire et se transforme alors en une capsule spermatique qui acquiert parfois des dimensions relativement considérables (de 0^{mm}025 à 0^{mm}028). Mais le plus ordinairement, cette capsule se partage en deux, plus rarement en quatre capsules secondaires, nombres correspondants à ceux des œufs qui se forment dans cette espèce. Après la fécondation, ces capsules ne disparaissent pas comme chez l'animal précédent : elles reprennent peu à peu leur aspect rudimentaire, se rapprochent les unes des autres, puis se soudent en un élément unique qui vient reprendre sa place auprès de l'organe femelle, et attend dans cette situation que le retour d'une prochaine époque de reproduction lui fasse parcourir de nouveau le même cercle de transformations. Ce mode de reconstitution de l'organe mâle rappelle complétement celui d'après lequel l'élément femelle se reforme chez quelques Infusoires, après une reproduction antécédente.

Je viens de présenter d'une manière complète et consciencieuse l'ensemble de mes recherches sur les éléments fécondateurs des Infusoires, mais je ne puis quitter cette question sans examiner certaines idées émises à ce sujet, depuis un petit nombre d'années, par quelques auteurs dont les noms sont connus par d'importants travaux sur cette classe d'animaux.

Ainsi que je l'ai exposé dans l'introduction historique de ce travail, c'est en 1856, qu'à l'occasion de quelques observations de Müller et de plusieurs de ses élèves, MM. Lieberkühn, Claparède et Lachmann, il fut pour la première fois question, dans la science, des spermatozoïdes des Infusoires. Ces savants reconnurent chez plusieurs de ces animaux l'existence de corpuscules qui se présentaient tantôt sous la forme de longs filaments onduleux, tantôt sous celle de petits bâtonnets rigides et dont le siége le plus habituel était le nucléus, plus rarement le nucléole.

En rapportant ces observations, Müller évita de se prononcer sur la nature réelle de ces corpuscules dont il se contenta de signaler la ressemblance avec les zoospermes de certains animaux, en appelant l'attention sur le fait de leur présence fréquente dans le nucléus, qui, d'après les vues de M. Ehrenberg, représentait la glande sexuelle mâle des Infusoires. Plus tard, MM. Claparède et Lachmann, d'un côté, M. Lieberkühn, de l'autre, dans leurs Mémoires couronnés par l'Académie des sciences de Paris, revinrent sur ces observations, mais ne firent guère que répéter ce que Müller avait déjà dit à ce sujet. Plus récemment enfin, M. Stein, professeur de zoologie à l'Université de Prague, adopta décidément l'opinion que les corpuscules en question sont de véritables éléments de reproduction, et parvint à la faire partager à un grand nombre de naturalistes de l'Allemagne (1).

(1, *Der Organismus der Infusionsthiere*, I. Abth. 1859, p. 97-98.

En présentant l'historique de cette question dans les premières pages de ce Mémoire, je n'ai pas cru devoir m'arrêter alors à discuter les faits que je viens de rappeler, pensant qu'il serait plus utile d'ajourner cet examen jusqu'au moment où j'aurais fait connaître mes propres recherches sur les éléments sexuels de ces animaux, afin de pouvoir en contrôler les résultats avec ceux de mes devanciers. Maintenant que je me suis acquitté de cette tâche, et que j'ai fait connaître ce que mes observations personnelles m'ont appris touchant le mode de développement, la forme et les autres caractères de ces éléments, je puis dire ici dès l'abord que les corpuscules vus par Müller et les autres naturalistes cités plus haut, n'ont rien de commun avec les spermatozoïdes des Infusoires, et doivent être considérés comme de simples productions parasitiques développées dans l'intérieur de leurs organes générateurs.

En effet, ayant eu moi-même de fréquentes occasions d'étudier les corpuscules dont il s'agit, dans les mêmes espèces où leur présence avait été signalée par mes prédécesseurs, je puis en présenter ici une histoire plus complète que ne l'ont fait ces derniers, et l'on se convaincra, par leur comparaison avec les véritables éléments spermatiques de ces êtres, qu'il n'y a effectivement aucune confusion possible entre les uns et les autres.

C'est principalement dans le nucléus d'un Infusoire des plus communs, le *Paramecium aurelia*, qu'on a l'occasion d'observer ces productions. Presque toujours le nucléus est augmenté de volume et sa forme est fréquemment aussi plus ou moins modifiée. Quelquefois ce sont de simples ampoules qu'il présente sur sa surface, d'autres fois ces ampoules s'allongent, s'étranglent par leur base et forment des poches de volume variable, qui tantôt se séparent complétement du reste de l'organe, tantôt communiquent avec celui-ci à l'aide d'un pédicule plus ou moins étroit (pl. IX, fig. 27, *a*). Parfois enfin le noyau tout entier grossit et s'allonge dans le sens de la longueur du corps, de manière à en remplir presque toute la cavité (fig. 26, *a*).

Le contenu granuleux du nucléus a toujours plus ou moins complétement disparu, et ne forme plus qu'une couche plus ou moins mince sur la paroi interne de la membrane d'enveloppe (fig. 28). Il est remplacé par une masse qui tantôt se présente sous l'apparence de longs filaments flexueux, semblables à des cheveux pressés les uns contre les autres, et remplissant tout l'intérieur du noyau, tantôt sous celle d'innombrables petites lignes ou de hachures entre-croisées dans tous les sens ou dirigées parallèlement suivant la longueur de l'organe (fig. 27).

Quel que soit l'aspect de cette masse intérieure, sa composition est toujours la même, et les variations que nous venons de signaler résultent simplement de la disposition qu'affectent ses éléments dans l'intérieur du nucléus. En effet, si, après avoir fait sortir celui-ci de l'intérieur du corps et l'avoir mis en contact avec l'eau ambiante, on vient à exercer une pression plus forte destinée à rompre la membrane d'enveloppe, on voit aussitôt s'échapper par la déchirure une multitude de corpuscules ayant la forme de petites baguettes rigides, cylindriques et incolores, tronquées à leurs extrémités, et uniformément gros dans toute leur étendue (pl. IX, fig. 30 et 31). Leur longueur varie entre 0^{mm}0108 et 0^{mm}0254, et leur épaisseur est de 0^{mm}002. Dans les premiers instants de leur contact avec le liquide extérieur, ces corpuscules demeurent d'abord complétement immobiles, puis, peu à peu, ils commencent à s'agiter, puis s'éparpillent dans tous les sens en oscillant à la manière de certains Vibrioniens, et couvrent bientôt le champ entier du microscope.

Si nous comparons ces corpuscules du noyau du *P. aurelia* avec les filaments spermatiques renfermés dans le nucléole du même animal, nous constatons entre les uns et les autres les différences les plus tranchées.

Une première distinction fondamentale résulte du siége respectif qu'occupe chacun de ces deux ordres d'éléments, les premiers ne s'observant que dans l'intérieur du noyau ou organe femelle, tandis que les seconds se montrent exclusivement dans le nucléole ou organe mâle (1). M. Stein croit pouvoir, à la vérité, expliquer la présence de ces prétendus spermatozoïdes dans le nucléus, en supposant qu'ils y pénètrent dans le but d'y déterminer des phénomènes de fécondation et de développement (2), mais cette hypothèse est complétement inadmissible,

---

(1) Il est vrai que celui-ci peut être lui-même le siége de productions analogues à celles qui se développent dans le noyau, comme nous le verrons plus loin, mais celles-ci diffèrent elles-mêmes autant des véritables éléments spermatiques que les corpuscules du nucléus.

(2) *Der Organismus der Infusionsthiere*, p. 98.

car il n'existe alors, dans l'intérieur de ce nucléus, rien qui ressemble à des œufs mûrs ou en voie de formation, puisque, d'après nos observations, ceux-ci ne se développent que pendant l'accouplement et à la suite d'une transformation de cet organe qui modifie entièrement son aspect primitif.

Mais, abstraction faite de leur siége et considérés en eux-mêmes, les éléments que nous comparons ne se ressemblent ni par leur forme, ni par leur aspect, ni par leur mode d'agrégation, ni par la manière dont ils se comportent en présence des réactifs. Les zoospermes des Infusoires sont, ainsi que nous l'avons vu, filiformes, terminés par des extrémités effilées, imperceptibles, et leur finesse est telle, qu'ils ne peuvent être distingués que lorsqu'ils sont réunis en masse, tandis qu'ils échappent entièrement à la vue lorsqu'ils sont isolés; dans l'intérieur de l'organe, ils forment un faisceau de filaments droits et parallèles, et n'affectent jamais la disposition de lignes onduleuses ni de bâtonnets entre-croisés dans tous les sens. Mis en contact avec l'eau ambiante, loin de s'isoler comme les corpuscules bacillaires du noyau et de se disperser spontanément dans le liquide, ils s'agglutinent les uns aux autres, se détruisent, et perdent rapidement leurs caractères. Les réactifs les attaquent bien plus énergiquement encore, tandis que ces agents n'exercent aucune action sensible sur les bâtonnets du noyau qui résistent même aux dissolutions les plus concentrées de potasse caustique.

De cette comparaison il résulte évidemment que les corpuscules du noyau et ceux du nucléole du *P. aurelia* sont des éléments essentiellement différents : ceux-ci seuls doivent être considérés comme des spermatozoïdes, tandis que les premiers ne sont autre chose que des animalcules parasites de la famille des Vibrioniens, développés dans l'intérieur de l'organe reproducteur femelle.

Le mode de multiplication de ces parasites rappelle complétement celui de ces dernières espèces, car ils se reproduisent comme celles-ci par des articulations qui restent d'abord contiguës à la suite les unes des autres, de manière à former des filaments plus ou moins longs, et se séparent ensuite spontanément (1). Dans l'espace restreint que leur offre la cavité du

---

(1) Il ne serait pas impossible non plus que les corpuscules dont nous parlons fussent de nature végétale, ce que semblerait confirmer leur insolubilité dans la

nucléus, ces filaments se replient sur eux-mêmes à mesure qu'ils s'allongent, et constituent alors ces lignes onduleuses observées par Müller et les autres naturalistes cités plus haut. Puis les articles qui les composent venant à se détacher les uns des autres restent tantôt disposés sous forme de lignes brisées parallèles et longitudinales, tantôt se répandent irrégulièrement dans la cavité du noyau et donnent à son contenu l'apparence de petites lignes entre-croisées dans tous les sens. Les corpuscules en forme de bâtonnets décrits par les mêmes savants ne sont autre chose que les articulations précédentes séparées les unes des autres et ayant pris la disposition que nous venons de signaler. À mesure que ces parasites se multiplient dans l'intérieur du noyau, ils en absorbent le contenu granuleux, et celui-ci ne forme bientôt plus qu'une mince couche tapissant la paroi interne de la membrane d'enveloppe. Il est probable qu'après avoir atteint le terme de leur développement, ces Vibrions s'échappent au dehors en se frayant une issue à travers l'enveloppe du noyau et la substance du corps de l'animal, du moins c'est ce que j'ai pu inférer de l'observation d'un certain nombre de Paramécies dont le nucléus était creusé d'une vaste cavité où l'on ne voyait plus que quelques Vibrions épars çà et là, tandis que la majeure partie semblait avoir déjà abandonné cet organe, pour aller vivre librement au dehors (pl. IX, fig. 28).

Le nucléole ou organe mâle est fréquemment aussi le siége d'une production parasitique analogue, qui peut aisément en imposer pour un développement de spermatozoïdes, lorsqu'on ne s'est pas familiarisé avec l'aspect que présentent ces derniers éléments chez les Infusoires. C'est ainsi qu'il n'est pas rare de trouver chez les *Paramecium bursaria* et *aurelia* le nucléole plus ou moins agrandi et transformé en une poche ovoïde dont le volume égale parfois celui du noyau lui-même, et toute farcie de petits corpuscules fusiformes, longs de $0^{mm},003$, lesquels, après la rupture de la poche, s'échappent au dehors et se répandent dans le liquide en offrant le même mou-

---

potasse caustique. Dans ce cas, ils devraient prendre rang dans le groupe des Oscillariées, dont ils se rapprochent par leur forme, la nature de leurs mouvements et leur mode de reproduction, au moins autant que des Vibrioniens précédents. On sait d'ailleurs que F. Cohn a contesté la nature animale de ces derniers, et démontré leur affinité avec les Oscillariées, parmi lesquelles il propose en conséquence de les classer. (Über die mikroscopischen Algen und Pilze. *Nova Acta Acad. Leop. Car.* Vol. xxiii, pl. I, pag. 116-132.)

vement de vacillement que les Vibrions parasites du noyau. Ces corpuscules sont évidemment des animalcules du même ordre que ces derniers. Dans l'intérieur de la poche, ils forment aussi des filaments articulés, mais au lieu de représenter des lignes onduleuses entre-croisées, ces filaments sont rangés parallèlement suivant la longueur de la capsule, ce qui donne à sa surface une apparence finement striée, qui rappelle beaucoup celle que détermine la présence des spermatozoïdes dans son intérieur (pl. IX, fig. 29). Évidemment ce sont des corpuscules de cette nature que M. Lieberkühn a aperçus dans le nucléole d'un Infusoire du genre *Colpoda* et décrits comme étant des spermatozoïdes. Cette apparence et l'augmentation de volume que subit le nucléole à mesure que les animalcules parasites se multiplient dans son intérieur constituent des modifications très-semblables à celles que cet organe présente dans son développement pendant la reproduction sexuelle. Trompé par cette ressemblance, j'avais, dans mes premières observations (1), attribué aux spermatozoïdes des Infusoires, particulièrement à ceux du *Paramecium bursaria*, des caractères qui appartiennent en réalité aux Vibrions parasites de l'organe génital mâle, et cette erreur était d'autant plus difficile à éviter que les individus infestés par ces parasites vivaient pêle-mêle avec d'autres de même espèce offrant tous les phénomènes caractéristiques de la génération sexuelle. Le volume plus considérable que l'organe mâle acquérait chez les premiers, les dimensions également plus fortes des corpuscules renfermés dans son intérieur, m'avaient fait prendre ceux-ci pour des éléments reproducteurs parvenus au terme de leur développement, tandis que je considérais les capsules renfermant des filaments spermatiques véritables comme ces mêmes éléments à une période moins avancée de leur évolution. De semblables méprises pourront être facilement évitées à l'avenir, si l'on se rappelle, ainsi que mes observations me l'ont appris, que les spermatozoïdes, chez les Infusoires, ne se forment que pendant l'accouplement, et qu'ils disparaissent, ou du moins ne peuvent plus être reconnus, aussitôt après que l'accouplement a cessé, tout au contraire des Vibrions parasites, qui, par leur présence

(1) *Comptes rendus de l'Académie des sciences*, tom. XLVI, 1858; pag. 628-632, et *Journal de physiologie*, 1858, vol. I, pl. IV, fig. 12, *t*, et 14.

dans les organes génitaux, mettent un obstacle à la reproduction et ne se trouvent par conséquent que chez des individus isolés.

Mon intention n'est pas de passer ici en revue toutes les espèces parasites que j'ai observées chez les Infusoires. Il me suffira de dire que sous ce rapport ces animaux ne le cèdent en rien à ceux des classes supérieures. Je mentionnerai seulement encore, en raison du rôle important qui leur a été attribué par M. Stein, ces Acinétiniens du genre *Sphærophrya* Clap. et Lach. dont j'ai décrit ailleurs (1) le singulier genre de vie, et que l'on rencontre tantôt nageant librement dans l'eau, tantôt renfermés dans une poche formée par la peau même refoulée en dedans du corps de l'animal aux dépens duquel ils se nourrissent (pl. VIII, fig. 18, et pl. IX, fig. 23, 24 et 25). Des observations incomplètes avaient fait supposer à M. Stein qu'il existait un rapport génétique entre ces Infusoires suceurs et les espèces ciliées dans l'intérieur desquelles il les avait rencontrés, et, généralisant ces faits, il crut pouvoir admettre chez ces dernières un mode de reproduction dans lequel l'individu naissait avec la forme d'une Acinète, sous laquelle il se propageait par division spontanée avant de parvenir à sa constitution définitive. Ces exemples, et d'autres semblables qu'il me serait facile de multiplier (2), montrent combien il faut être circonspect dans l'appréciation des faits qu'offre l'observation de ces animaux, principalement au point de vue de leurs phé-

(1) *Comptes rendus de l'Académie des sciences*, tom. LI, 1860; pag. 319-322.

(2) Telles sont, par exemple, les observations de Eckhard et de O. Schmidt sur la prétendue viviparité du *Stentor cœruleus*. Les corps que ces auteurs regardaient comme les jeunes de cet Infusoire ne sont en réalité que des Monadiens, longs de $0^{mm}014$ à $0^{mm}018$, qui du dehors pénètrent dans l'intérieur de ces animaux, et s'y creusent, en absorbant la substance du corps, une loge dans laquelle ils se multiplient par division spontanée, et qu'ils abandonnent lorsque leur développement est achevé. J'ai observé des Stentors dont le parenchyme avait presque tout entier disparu de la sorte, et n'existait plus que dans les minces cloisons qui séparaient les loges occupées par les parasites, loges dont chacune renfermait de deux à trente ou quarante individus. D'autres Monades percent les kystes d'Infusoires, en dévorent le contenu et s'en échappent après s'y être multipliées en grand nombre. A cet ordre de faits, qu'il ne faut pas confondre d'ailleurs avec la multiplication par segmentation de l'animal formateur du kyste, appartiennent tous ces prétendus exemples de reproduction des Infusoires par des petits hétérogènes, monadiformes, nombreux, tels que ceux rapportés par Stein et d'autres naturalistes. Je n'ai jamais observé, pour ma part, dans cette classe, un seul fait indiquant que l'individu subit une métamorphose quelconque dans l'intérieur de son kyste, comme cela a lieu, par exemple, chez les Distomes, les Grégarines, etc.

nomènes de reproduction et de développement. Malheureusement, il s'en faut de beaucoup qu'il en ait toujours été ainsi, et lorsqu'on parcourt les écrits des auteurs qui se sont occupés de ce sujet, on arrive bien vite à reconnaître que, même en dehors des controverses relatives à la génération spontanée des Infusoires, il est peu de questions en physiologie comparée sur lesquelles les opinions des naturalistes offrent plus de divergences que sur celles qui concernent les fonctions de propagation de ces animaux.

CONCLUSIONS.

Les propositions suivantes résument les faits principaux exposés dans ce Mémoire :

1. Les Infusoires ne font pas exception à la loi générale qui régit la reproduction dans la série des êtres organisés.

2. Ces animaux sont des hermaphrodites complets, néanmoins deux individus sont toujours nécessaires pour la fécondation et se servent à la fois, et réciproquement, de mâle et de femelle.

3. Il n'existe point chez eux d'organes de copulation ; ils s'accouplent en appliquant l'un contre l'autre leur région ventrale prébuccale, région où l'on reconnaît chez plusieurs l'existence d'une ouverture génitale externe.

4. L'état d'accouplement est celui qui est généralement décrit comme une division spontanée longitudinale (les Vorticelles font seules exception à cet égard).

5. Les organes de reproduction sont les corps connus sous les noms de *nucléus* et de *nucléole* ; le premier est l'organe générateur femelle, le second est l'organe générateur mâle.

6. Chacun de ces organes apparaît d'abord sous la forme d'une simple cellule (œuf primitif mâle et œuf primitif femelle) et engendre ensuite par divisions transversales successives d'autres organes ou cellules semblables qui deviennent les œufs ou les cellules de développement des spermatozoïdes.

7. Les organes sexuels primaires offrent dans leur développement une analogie parfaite.

8. L'œuf présente la même composition fondamentale que chez les autres animaux ; les zoospermes sont filiformes, immobiles (du moins à l'état d'agrégation), et se développent aux

dépens des granulations qui forment le contenu de la cellule spermatique.

9. Après la fécondation, les œufs sont évacués par la ponte et éclosent au dehors.

10. Chez plusieurs Infusoires, les organes générateurs se reforment immédiatement après chaque époque de reproduction.

11. Les corpuscules de forme diverse (filaments ou bâtonnets) que quelques auteurs ont cru être les spermatozoïdes des Infusoires ne sont autre chose que des organismes parasites (Vibrions ou Oscillaires) développés dans l'intérieur des organes reproducteurs.

12. Les prétendus embryons internes, à forme d'Acinètes ou autres, décrits par certains auteurs, ne sont aussi que des parasites qui pénètrent dans les Infusoires ou leurs kystes pour s'y multiplier.

EXPLICATION DES PLANCHES.

PLANCHE VII.

Toutes les figures de cette planche sont relatives à la reproduction du *Paramecium aurelia*. Les organes sexuels et les détails qui s'y rapportent sont dessinés tels qu'il se présentent au microscope après avoir été traités par l'acide acétique et d'autres réactifs pour les rendre plus distincts. La même remarque s'applique aux autres planches.

Lorsqu'il n'est pas spécialement indiqué, le grossissement est de 250 diamètres.

Fig. 1. Paramécies accouplées, représentées dans leur état naturel.

Fig. 2 à 6. Ces figures montrent plusieurs couples dont les organes génitaux sont à différents degrés de développement. Les animaux sont légèrement aplatis au moyen de la compression, afin de les rendre plus transparents, et traités par l'acide acétique pour faire ressortir les organes, — *a*, ovaire dont la surface, d'abord lisse et unie (fig. 2 et 3), prend un aspect de plus en plus lobulé (fig. 4, 5, 6); *c*, conduit excréteur de l'ovaire. — Fig. 2. *b*, capsule séminale renfermant un faisceau de spermatozoïdes recourbé en arc. — Fig. 3 et 4. *b*, modifications que subit cette capsule avant de se diviser en deux (fig. 5, *b*, *b*) ou quatre capsules secondaires (fig. 6, *b*, *b*, *b*, *b*); *c*, canal déférent s'ouvrant dans le sillon buccal.— *e*, bouche. — *r*, vésicule contractile.

Fig. 7. L'un des deux individus d'un couple renfermant *b*, *b*, *b*, *b*, quatre capsules spermatiques mûres, allongées et prêtes à se diviser chacune en deux autres. — *a*, ovaire complètement déroulé, et dont le contenu commence à se fractionner. — *m*, paroi du tube ovarique visible dans l'intervalle des fragments.

Fig. 8. Autre individu dans lequel ces capsules sont à un état de division plus avancé. Les lettres ont la même signification que dans la figure précédente.

Fig. 9. *Paramecium* examiné dix heures après l'accouplement. — *a*, *a*, fragments granuleux stériles de l'ovaire. — *b*, *b*, *b*, *b*, capsules spermatiques en voie de résorption. — *o, o, o, o*, ovules fertiles renfermés au nombre de quatre dans un tube commun ou oviducte *m, m*, dont on voit la portion terminale fig. 10, *m'*.

Fig. 10. Autre *Paramecium* observé trois jours après l'accouplement. — Les ovules se sont transformés en œufs complets, *o, o, o, o*. — *m, m*, leur tube commun venant s'ouvrir en *m'* dans le sillon buccal. — *a, a*, fragments granuleux stériles épars dans tous les points du corps. Il n'existe plus de vestiges des capsules spermatiques.

Fig. 11. Développement progressif de l'œuf femelle. — (300 diamètres.)

Fig. 12. A-I. Développement et division de l'œuf mâle (cellule ou capsule spermatique). — *n*, contenu granuleux de la cellule aux dépens duquel se forment les spermatozoïdes *s*. — A partir de la phase représentée en I, les autres stades de ce développement se voient dans les fig. 4, 5 et 6, *b*. — K, L, autre mode d'évolution des spermatozoïdes dans lequel il n'y a point partage de la cellule. — (300 diamètres.) — M, capsule spermatique mûre, grossie 500 fois. — N, la même, traitée par l'acide acétique.

PLANCHE VIII.

Fig. 1. Préliminaires de l'accouplement du *Stylonychia mytilus*. — *a, a*, ovaire dont le contenu est formé de deux masses allongées (*nuclei*), qui se séparent plus tard chacune en deux œufs. — *b, b, b, b*, cellules ou œufs spermatozoïques (*nucleoli*) groupées par paires auprès de ces masses. — *v*, vésicule contractile. — (200 diamètres.)

Fig. 2. Deux individus en état de conjugaison, accolés par leur partie antérieure et effectuant le mouvement de rotation destiné à les ramener sur un même plan. (Même signification des lettres que dans la fig. 1.)

Fig. 3. Les mêmes, après que ce mouvement s'est opéré, vus par la face ventrale. — *a, a, a, a*, œufs se séparant les uns des autres dans l'intérieur de leur gaîne commune. — *b, b, b, b*, capsules spermatiques en même nombre que les œufs, renfermant chacune un faisceau de spermatozoïdes mûrs. — *e*, bouche.

Fig. 4. Stylonychie examinée vingt-quatre heures après l'accouplement. — *o, o*, œufs complètement développés; on voit, dans leur intervalle, la paroi *m* du tube qui les renferme. — Les capsules séminales ont disparu. — *a*, œuf nouveau en voie de formation. — *g*, ouverture génitale externe sous forme d'une fente transversale. — *v*, vésicule contractile.

Fig. 5. Individu ayant pondu tous ses œufs. — *a, a*, œuf nouveau fractionné en trois parties; les deux supérieures, *a, a*, représentent chacune un œuf complet et isolé, au centre duquel on voit la vésicule germinative sous forme d'une tache ronde et claire; la masse inférieure *a'* est formée de deux œufs encore réunis par leur vitellus, mais ayant déjà chacun une vésicule germinative distincte. Plus tard, ces quatre œufs présenteront la disposition indiquée dans la fig. 6, A, *a, a*, que l'on voit chez quelques individus. — L'œuf mâle s'est également partagé déjà en deux moitiés *b, b*, qui offrent encore l'aspect strié que cet organe présente pendant sa division.

Fig. 6. Évolution des œufs mâles et femelles. — *a, a*, œufs femelles; *m*, leur membrane d'enveloppe commune en forme de gaîne. — *b, b, b, b*, œufs mâles, montrant en C et D des spermatozoïdes à différents degrés de développement. — (300 diamètres.)

Fig. 7. Capsule spermatique renfermant des spermatozoïdes presque mûrs réunis en faisceau. (700 diamètres.)

Fig. 8. Capsule complètement développée. — (Même grossissement.)

Fig. 9. Œuf mûr expulsé par l'animal, vu à un grossissement de 300 diamètres.

Fig. 10. Le même, écrasé, montrant les granules du vitellus et la vésicule germinative sous forme d'une tache centrale claire et arrondie.

Fig. 11. Kyste du *Stylonychia pustulata*, récemment formé; on voit au centre les deux masses allongées, formées par les œufs, entourées de granules graisseux nombreux. En raison de leur ressemblance avec ces granules, les globules spermatiques ou œufs mâles n'ont pas pu être reconnus.

Fig. 12. Kyste du *Stylonychia mytilus*, dont les membranes ont été rompues par compression, et laissent échapper les organes reproducteurs mêlés à de nombreuses granulations graisseuses. — *a, a*, masses ovariques. — *b*, globules spermatiques. — *k*, membrane externe du kyste, plissée, épaisse, résultant d'une exsudation de l'animal. — *k'*, membrane interne, fine, unie, formée par la cuticule.

Fig. 13. *Kerona polyporum*. Individus accouplés, renfermant chacun quatre œufs en voie de formation, et deux capsules séminales mûres. — 200 diamètres.

Fig. 14. *Euplotes patella* en état d'accouplement. — *a, a*, cordon cylindrique formé par les œufs (*nucléus*). — *b*, capsule spermatique renfermant des spermatozoïdes mûrs.

Fig. 15. Autre couple formé par une variété de la même espèce. La capsule séminale s'est divisée en deux capsules secondaires, *b, b*, dans lesquelles les spermatozoïdes commencent à apparaître. — *a*, cordons des œufs entre-croisés en X par suite de la superposition des deux animaux.

Fig. 16. *Euplotes patella* renfermant deux œufs bien développés, *o, o*, qui se sont détachés de la masse commune. — *a*, cette masse notablement raccourcie.

Fig. 17. A-E. Ovaire de l'*Urostyla grandis* aux diverses phases de ses transformations pendant la division spontanée.

Fig. 18. *Stylonychia mytilus* envahi par des Acinètes parasites (*Sphærophrya*, Cl. et Lach.). — *p*, vaste poche dans laquelle ces parasites se sont multipliés. D'autres, *x, x, x*, pénètrent dans l'animal en repoussant devant eux la peau en manière de doigt de gant. — *a, a, b, b, b*, organes génitaux écartés de leur position naturelle par suite du développement de la poche qui renferme les parasites. (Voy. aussi les fig. 23, 24, 25 de la pl. IX.)

PLANCHE IX.

Fig. 1. *Spirostomum teres* Cl. et Lach. vers la fin de l'accouplement. Dans chaque individu, un œuf *o* s'est séparé par division de l'œuf primitif *a*. — Celui de droite renferme, *b*, deux capsules ovales pleines de filaments spermatiques mûrs; *b'*, capsules moins avancées dans celui de gauche. — *e*, bouche. — *v*, vésicule contractile. — 220 diamètres.

Fig. 2. Organes génitaux du même, hors du temps de la reproduction. — *a*, ovaire. — *b, b*, petits grains ovoïdes, représentant les éléments mâles, accolés à la membrane de l'ovaire. — 250 diamètres.

Fig. 3. Les mêmes organes au commencement de l'accouplement.

Fig. 4. Capsule spermatique contenant des spermatozoïdes presque mûrs avec un reste des granulations génératrices.

Fig. 5. *Spirostomum teres* renfermant trois œufs mûrs, pâles, *o, o*, résultant de la division de l'œuf primitif. — 150 diamètres.

Fig. 6. Un de ces œufs plus grossi, traité par l'acide acétique.

Fig. 7. Portion du chapelet des œufs du *Spirostomum ambiguum*, au commencement de l'accouplement. Chaque œuf, *a*, porte dans une petite excavation de sa surface un corpuscule *b*, qui représente l'élément mâle correspondant. — *a'*, deux œufs encore incomplètement divisés.— 350 diamètres.

Fig. 8 et 9. Jeunes individus de *Spirostomum ambiguum*. Dans le premier âge l'animal est enroulé en spirale, puis il se déroule peu à peu à mesure qu'il grandit. —*a*, organe femelle formé d'abord d'un seul grain ovoïde. — *v*, vésicule contractile.

Fig. 10. Plusieurs couples de *Stentor cœruleus* fixés sur un filament de conferve, grossis 15 fois.

Fig. 11. L'un des couples précédents dans un état de demi-contraction, vu à un grossissement de 150 diamètres.—*o*, œufs femelles mûrs disséminés dans l'intérieur du corps. —*b*, œufs mâles entremêlés aux précédents, commençant à se développer:

la paroi s'est écartée du contenu et quelques-uns *b', b',* offrent déjà des spermatozoïdes dans leur intérieur. — *f,* front présentant, en *g,* l'orifice génital externe que ces animaux abouchent l'un contre l'autre pendant l'accouplement. — *h,* bord ventral relevé du péristome. — *e,* entonnoir buccal. — *i,* œsophage garni de fibres musculaires longitudinales faisant suite à celles du front. — *v,* vésicule contractile.

Fɪɢ. 12. *Stentor cœruleus* dans l'état d'extension complète et fixé par sa ventouse. L'animal est examiné au surlendemain de l'accouplement. — *o, o,* œufs dont il ne reste plus que trois, la plupart étant déjà pondus. — *a, a,* œufs nouveaux en voie de formation. — *m,* leur membrane d'enveloppe commune. — *g,* ouverture sexuelle en forme de fente transversale. — Les autres lettres ont la même signification que dans la figure 11.

Fɪɢ. 13. Œuf du *Stentor cœruleus,* traité par une solution très-affaiblie de carminate d'ammoniaque, grossi 500 fois.

Fɪɢ. 14. A-D. Développement et multiplication progressive des œufs de nouvelle formation. — A, œuf primitif entouré de sa membrane, un peu écartée du contenu par l'action de l'acide acétique. — B, C, D, ses divisions successives.

Fɪɢ. 15. *Amphileptus anas.* Individus accouplés, renfermant chacun deux œufs *a, a,* et deux capsules spermatiques *b, b.* — *v,* vésicule contractile. — (500 diamètres.)

Fɪɢ. 16 et 17. Œuf et capsule spermatique des précédents, traités par l'acide acétique et grossis 850 fois.

Fɪɢ. 18. *Trachelius ovum* accouplés, et abouchant en *g* leurs orifices sexuels. — *a, a,* œufs presque mûrs. — *b,* petit globule spermatique encore à l'état rudimentaire, placé entre les deux œufs, dans une petite cavité dont chaque œuf contribue à former la moitié. — *g,* ouvertures génitales par les bords desquelles les deux animaux sont accolés. — *e,* bouche. — *v,* vésicules contractiles répandues en grand nombre à la surface du corps, et percées chacune d'un petit pertuis central pour l'entrée de l'eau nécessaire à la respiration. — (100 diamètres.)

Fɪɢ. 19. Ouverture sexuelle largement béante, avec la portion évasée en entonnoir du conduit qui lui fait suite; de nombreux filaments contractiles entre-croisés entourent ce conduit et vont se fixer à la paroi interne du corps.

Fɪɢ. 20. La même ouverture vue de face. — *k,* anneau de substance glutineuse et contractile qui l'entoure et agit à la manière d'un sphincter.

Fɪɢ. 21. *Glaucoma scintillans* en état de conjugaison. — *a,* œuf primitif présentant les traces d'une division prochaine en deux œufs secondaires. — *b,* capsules séminales renfermant des spermatozoïdes mûrs. — *e,* bouche. — (400 diamètres.)

Fɪɢ. 22. Organes génitaux de l'espèce précédente, sous leur forme rudimentaire.

Fɪɢ. 23 et 24. *Paramecium aurelia* portant des Acinètes parasites du genre *Sphærophrya* (Cl. et Lach). On voit par ces figures comment ces parasites *q, q, q,* pénètrent dans l'intérieur des Infusoires en refoulant devant eux, en manière de doigt de gant, la peau de l'animal, et s'en forment une poche *p',* qui fait hernie dans la cavité du corps, et dans laquelle ils se multiplient. — *q',* Acinète fixée par ses tentacules et cherchant à pénétrer. — *x, x, x,* orifices des canaux en cul-de-sac au fond desquels se trouvent les parasites. — Fig. 23, *a, b,* organes génitaux refoulés vers l'extrémité postérieure du corps par la poche *p.* — (250 diamètres.)

Fɪɢ. 25. A, B, C. Acinète sous les divers aspects qu'elle présente pendant sa vie extérieure. — A, animal au repos sortant ses tentacules ou suçoirs. — B, le même se divisant; l'une des moitiés est munie à la fois de tentacules et de cils vibratiles. — C, idem nageant dans le liquide.

Fɪɢ. 26. *Paramecium aurelia* dont le nucléus *a,* très-agrandi, est converti en une poche renfermant de nombreux Vibrions parasites. — *e,* bouche.

Fɪɢ. 27. Nucléus d'un autre individu rempli des mêmes parasites. On voit, accolé à son côté, le nucléole *b,* resté intact.

Fig. 28. Autre organe semblable creusé d'une vaste cavité où l'on n'aperçoit plus qu'un petit nombre de Vibrions épars dans son intérieur, la plupart s'étant déjà échappés au dehors. Le contenu granuleux ne forme plus qu'une mince couche à la surface interne de la membrane d'enveloppe. — La fig. 30 représente une de ces poches rompue par compression, et laissant échapper la masse formée par les parasites. — Fig. 31. Quelques-uns des Vibrions de cette poche, vus à un grossissement de 450 diamètres.

Fig. 29. Nucléole d'un *Paramecium bursaria*, très-distendu par des Vibrions d'une espèce différente des précédents, fusiformes, disposés en rangées longitudinales parallèles, imitant des filaments intérieurs. (350 diamètres.)

TABLE

DEUXIÈME PARTIE.

PARIS. — IMPRIMERIE DE J. CLAYE, RUE SAINT-BENOIT, 7

Fig. 2.   Fig. 3.   Fig. 4.
Fig. 12.
A   B   C   D   E   F   G
Fig. 5.   Fig. 6.   Fig. 7.
H   I
K   L
M   N
Fig. 11.
A   B   C   D   E   F
Fig. 7.   Fig. 8.   Fig. 9.   Fig. 10.

C. Dalmont del.

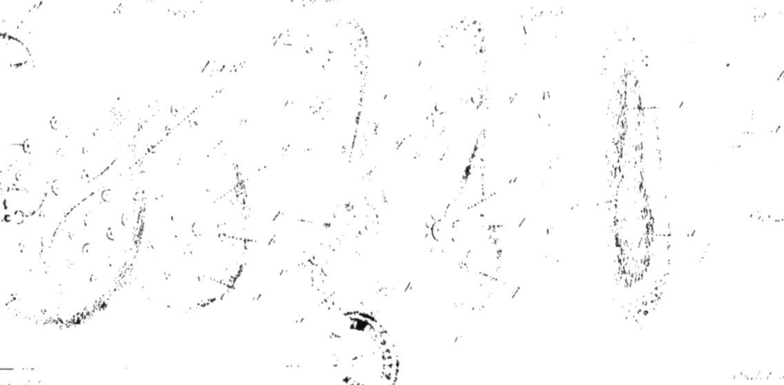